U0397203

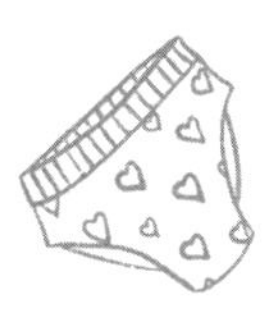

女孩身体书

给九岁以上女孩的一站式月经指南

[英]米利·希尔　著

[德]莎拉·艾希特　绘

赵静　译

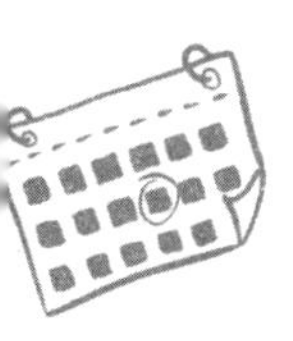

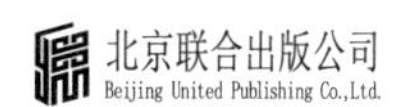

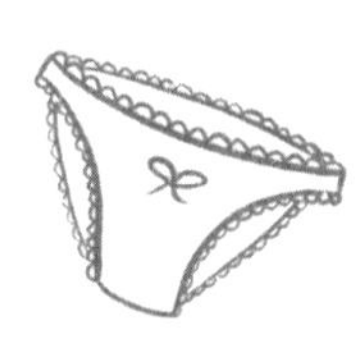

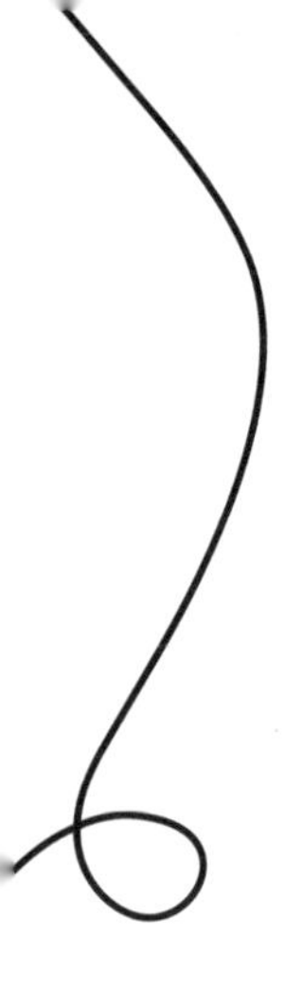

献给我自己的经期巨星，厄休拉。

人生就是一连串的挫折——永不放弃！

妈咪爱你。

目录

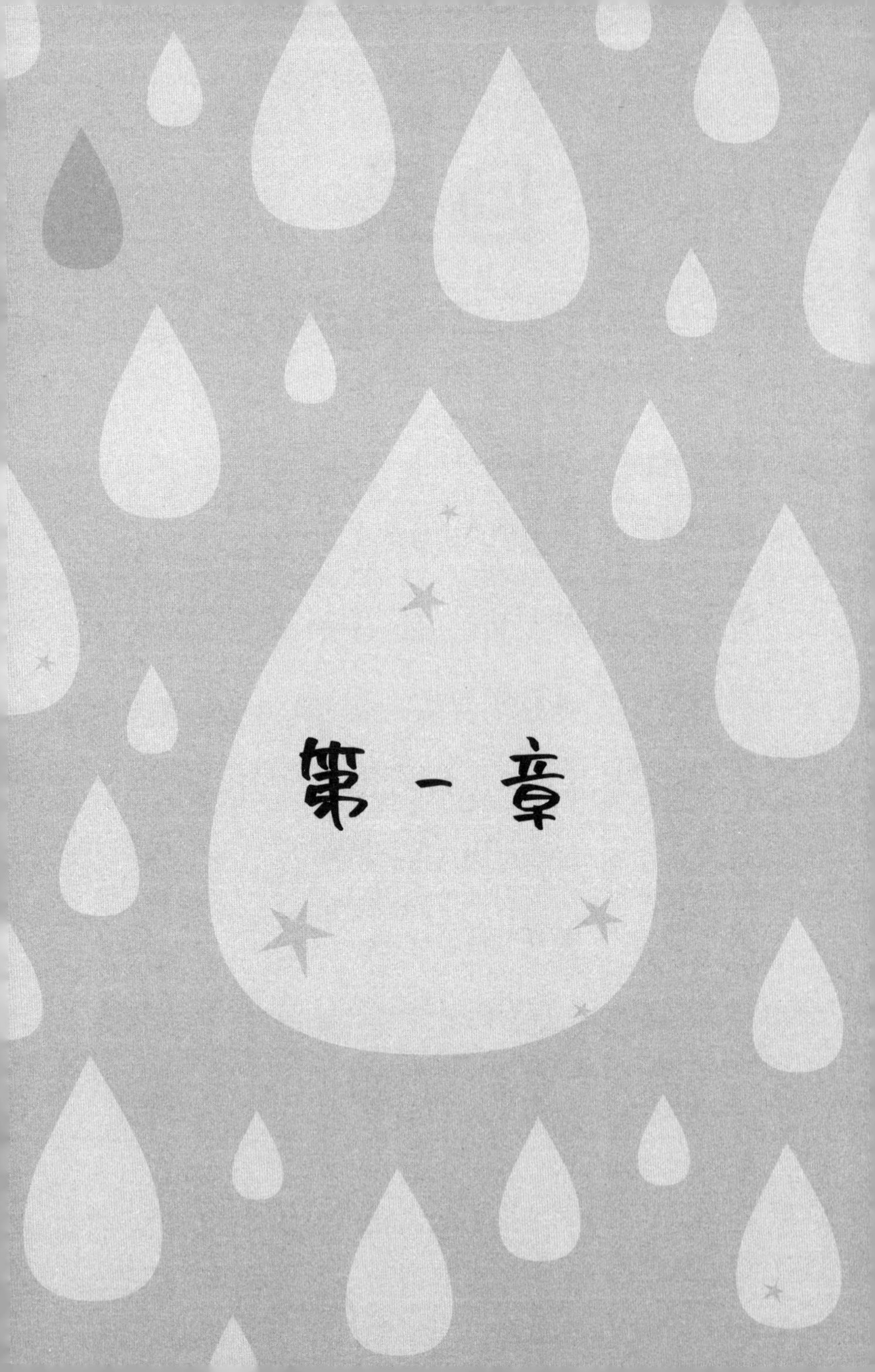

第一章

我们开始吧！

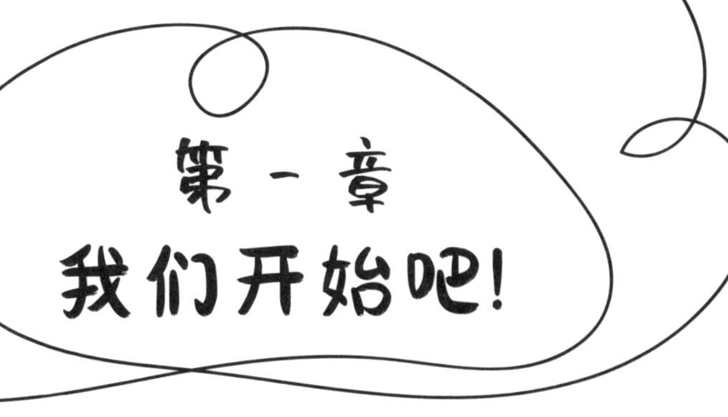

第一章 我们开始吧!

现在,你正在读一本关于月经的书。

也许是你爸爸妈妈买给你的,你在想“嗯,这书看着好像还挺有意思的”。——但是吧,你爸妈还说西蓝花好呢。

也有可能你是在图书馆或者你最要好的闺密卧室里找到这本书的,并且好奇地偷偷看了里面的内容。

等一下。你不会是从你姐姐那里“借”的吧?

不是吧?不是吧?

她会干掉你的!

不管这本书最后是怎么到你手上的，这都是一件好事情。首先，这本书非常有趣，而且绝对没有西蓝花。其次，众所周知，能有足够的好奇心去看书是智商极高的标志——不骗你！还有就是，你姐姐可能甚至没注意到你拿了这本书——暂时的。

哦，还有另一个好消息——这本书将永远改变你对月经周期的看法。它可能会

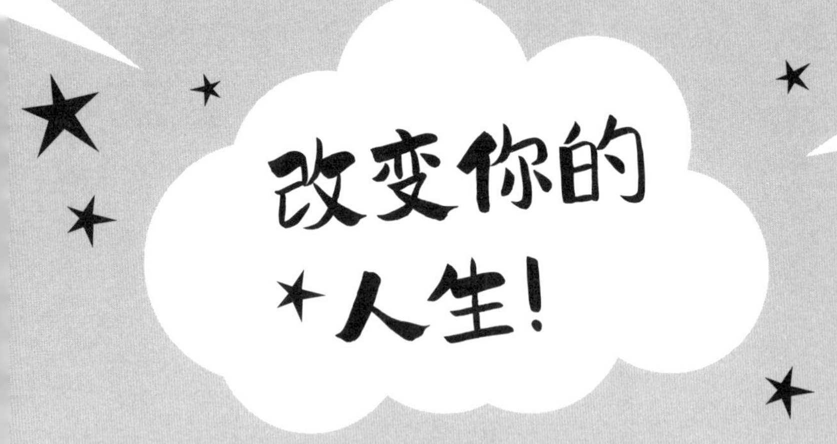

读这本书，会让你对来月经这件事感到兴奋（无论你已经经历初潮或正在等待第一次月经的到来）。它会告诉你，尽管每个人都谈论过很多关于月经的事情，但它只是伟大又美丽的**月经周期**的一部分。说到月经周期，这本书会帮助你成为一名**经期侦探**。通过观察每月你身体里的一些信号，你就能知道身体正在经历什么变化，了解为什么会有这种感受，并能更好地照顾自己。

你会搞懂如何成为自己身体的最佳搭档，调节自己的情绪，留意身体变化，信任你的身体，并爱上自己的身体。

最重要的是，你会开始为自己的月经、自己神奇的身体，以及它绝妙的功能感到发自内心的自豪。拿到这本书真是太令人开心了，不是吗？

那么

我们开始吧！

嘿，等一下！月经到底是什么呀？

也许你在想，等一下，我还不太确定月经到底是什么？相信我，这本书会详细告诉你的。不过，简而言之：

月经就是每个月总有那么几天你的阴道会流出少量血液。

你的第一次月经发生在你现在可能所经历的生命阶段，也就是青春期。但是，如果你对此不太了解，不用担心，这本书里都有解释。月经只是女性身体每个月都会经历的月经周期的一部分（见第116—145页）。现在，你可以放心，对于世界各地的大多数女性和女孩来说，月经都是正常生活的一部分，就像你一样。

经期巨星!

在这本书中，我会为你介绍许多“经期巨星”——他们是经期推动者、撼动者和变革者，基本上都是那些看到关于月经需要改进的方面并采取行动的人!

所以我想到的第一个人，就是:

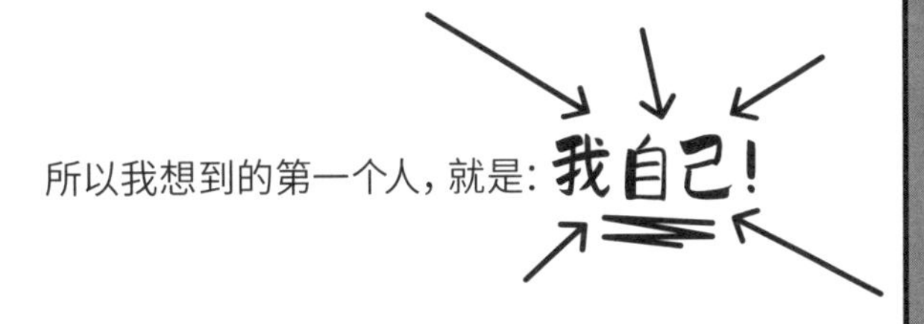

我是米利，是三个和你年龄相仿的孩子的妈妈，其中两个是女孩儿，一个是男孩儿。我还写了另外两本书，都是关于生孩子的，以及为什么即使女性经常会有点害怕分娩，但它实际上可以是一种非常积极的体验。但是所有这些关于分娩的讨论让我想到了我们生活中另一个非常重要的部分——月经! 我注意到很多关于月经的书籍和学校课程都已经过时了，并且遗漏了一些相当重要的信息，比如月经周期，以及更积极地看待月经，这些信息可能真的很有趣又有益！

我偶然发现了这本书中相关的一些内容，那时候我已经来月经很多年了！我不想你重蹈覆辙，所以我决定为你这个年龄的女孩儿写一本书，这样你就可以一开始就获得这些关于你身体的有用知识。我真心希望你会喜欢这本书，并且阅读这本书能让你对自己身体的奇迹感到超级积极、自豪和兴奋！

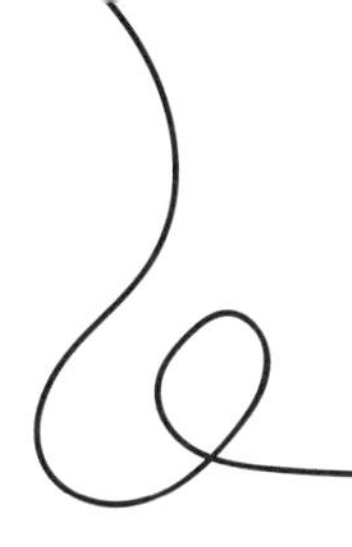

月经：自豪且积极

对于大多数女孩儿来说，月经确实是青春期的头等大事，这本书正是与此相关。当你读完，我希望你会为自己是一个女孩儿感到自豪，对你的月经抱有超级积极的心态，并且掌握了所有你需要的信息。

但此时此刻，你可能会感受到各种情绪。也许你很兴奋？也许你有点……

☑ 紧张？

☑ 焦虑？

☑ 尴尬？

甚至有点担心。也有可能以上情绪你都有，又或者都没有。你可能还不确定如何与朋友或家人谈论月经。你甚至可能会紧张地傻笑或感到有点尴尬！当你在了解一个新事物时，这些感受是完全正常的，并没有对错之分。

月经是一件完全正常的事情，但有时大家谈起月经时，好像这是需要忌讳的东西，这样是无法让我们积极面对月经的。比如说，有人不敢直接说“我来月经了”，反而会用一些奇怪的“暗号”，搞得好像月经是可怕的、应该保密的东西。你可能会听到一些非常无聊的代称，例如：

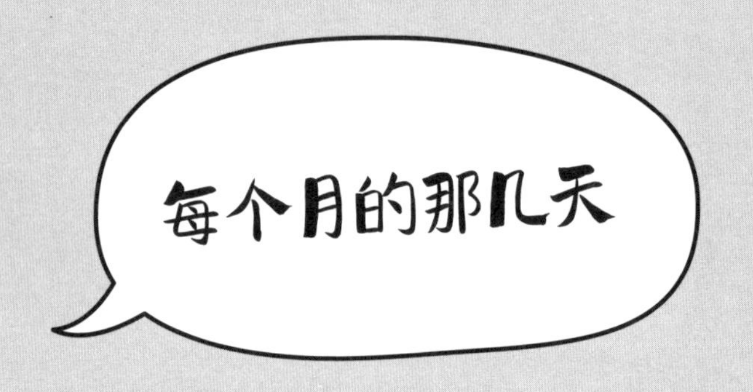

还有些奇奇怪怪的，比如“大姨妈来了”“来事儿了”或者“老朋友来了”。有些还挺可爱，比如“嗜甜期”“月

使”，还有“红粉佳日”。但是也有一些非常可怕的称呼，例如“诅咒”。坦率地说，这种消极的东西不应出现在任何人的生活中。然而事实是，无论你选择像“草莓周”这样可爱的代称，还是告诉朋友你“来那个了”，效果都是一样的——你最终都是在掩盖实际发生的事情！

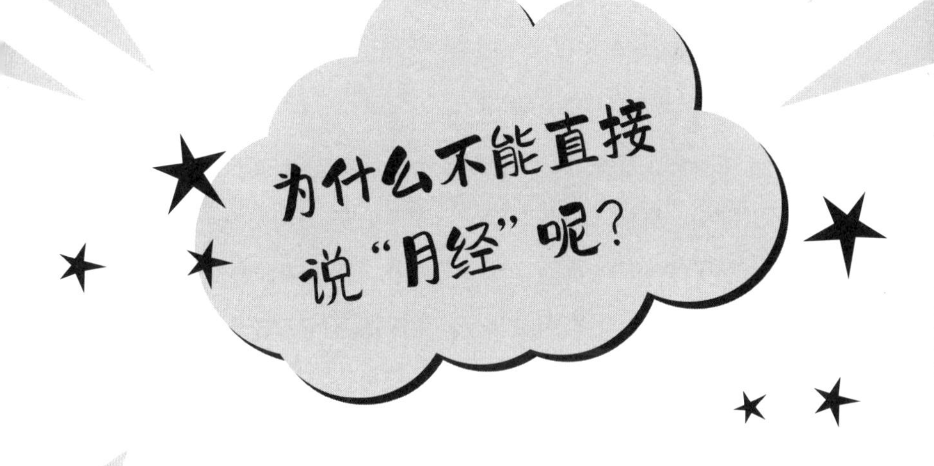

嗯，这是一个非常有趣的问题。

事实上，从古至今，来月经在世界各地都曾被认为是可耻的、尴尬的，甚至是远离他人的理由！但月经并不恶心、肮脏、危险或令人感到羞耻。它只是女性身份的一部分，在我们大多数女孩儿生命中的一大段时间内，我们都会来月经，这是正常的（而且很酷）！

我们不必隐藏月经，用一些代称来指代，把月经当成秘密，或者为来月经感到尴尬！

如果你正在来月经，你可以做任何你想做的事情。你可以蹦极、跳操、游泳、跑步、赢得比赛，还可以坐过山车。处于经期的女性可以跑完马拉松，可以在议会发表演说，可以升职，可以照顾孩子，可以做出科学发现，或创造出伟大的文学和艺术作品。当你来月经时，实际上没有什么是你不能做的。

是的，你无所不能！

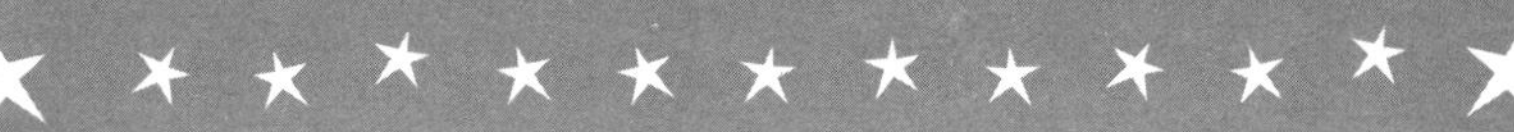

经期巨星!

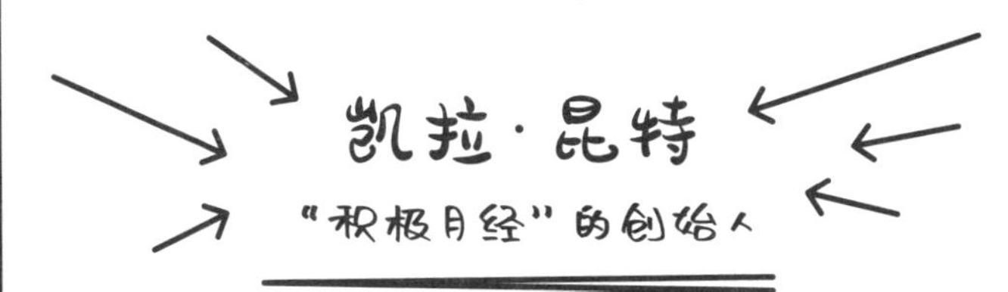

积极面对月经的观念越来越受欢迎，正是凯拉·昆特带头说月经不应该成为禁忌！凯拉出生于纽约的布鲁克林，现居英国谢菲尔德。2006 年，她首次使用了“积极月经”这个概念。

作为老师，和年轻人一起工作的同时，凯拉也是一位创作“独立杂志”——自己设计和制作——的艺术家。

2005 年，她做了一本名为《经期历险记》的独立杂志，这让她意识到关于月经有太多值得讨论的东西。她也注意到：在经期产品和广告中存在着诸多负面内容。

例如，很多经期产品广告暗示：如果没人能从产品包装上认出这是来月经用的，或者当你在厕所打开卫生巾的包装时别人听不见，这个产品就是好的。月经被当成我们应该**隐藏**的事情！

但是凯莉并不这么认为。

她设计了一个名为“积极月经承诺”的机构奖章，致力于帮助人们以一种新的方式思考月经。她说：“挑战过时、消极的观念非常有趣，谈论月经让我不再感到羞耻。大家都来试一试吧！”

在这本书中，你会发现一些“身体搭档盒”，里面有各种你可以尝试的想法和活动。这些小盒子会给你提供很多思路，让你学会如何去珍爱、滋养和照顾自己神奇的身体。下面就是第一个“身体搭档盒”，关于调整应对你身体所想和所需……

身体搭档盒

犒劳自己吧！

今天你能为自己和你的身体做些什么呢？想一想，做一做。你真正期盼、需要或渴望的是什么？是小睡一会儿还是去游个泳？想来块巧克力吗？或者你想要一大盒草莓？也许你想要的是一个拥抱。也可能你需要一个人走一走。想想做什么事情能让你今天心情真的变好，然后花点时间来犒劳自己，满足自己真正的需求。

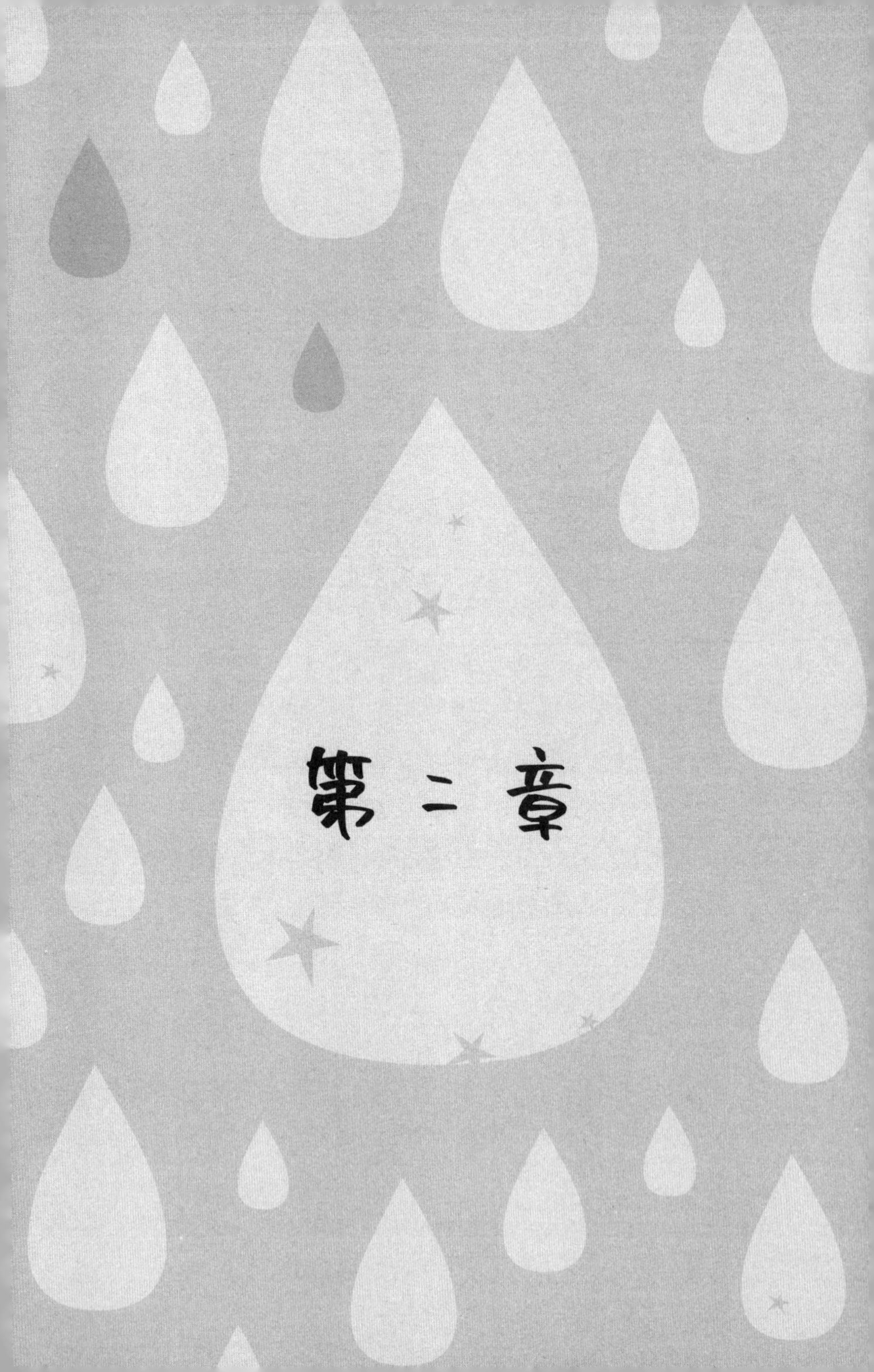

第二章

青春期与奇妙的身体

第二章
青春期与奇妙的身体

我们一致认可：月经绝不是什么让人羞耻的东西。但你有没有想过月经是值得庆祝的？它真的是！为什么？因为你的身体就是很

神奇！

探索身体运作的更多方式是一件超棒的事，你不仅能为月经做好准备，确信一切都在按预期进行，还会惊叹你的身体每个月竟然会发生这么神奇的事情，而你竟完全没有意识到。当你开始了解自己的身体，你可以学会倾听你的身体、信任你的身体，并给予它应得的细心呵护。你可以把这想象成建立一段友谊——你对一个人了解得越多，你

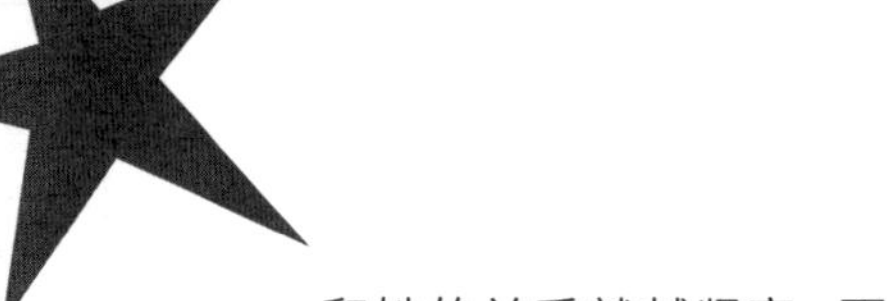

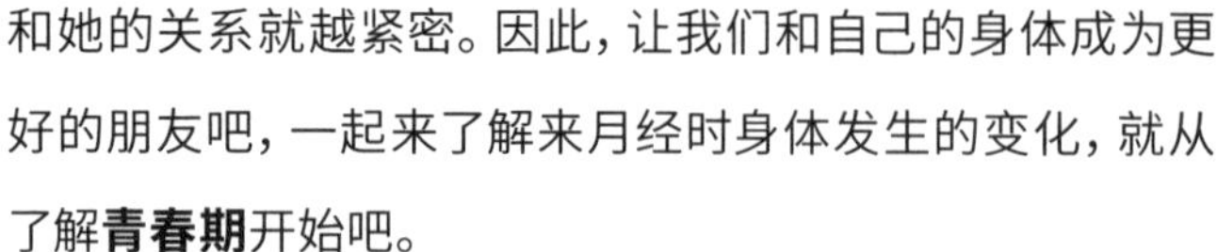

和她的关系就越紧密。因此，让我们和自己的身体成为更好的朋友吧，一起来了解来月经时身体发生的变化，就从了解**青春期**开始吧。

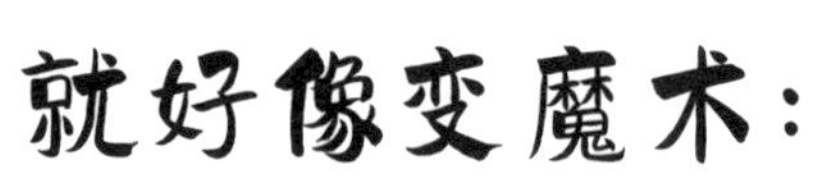

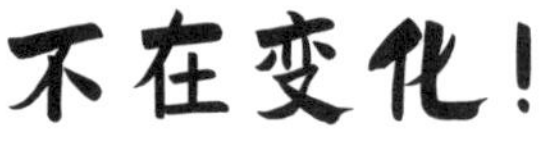

就好像变魔术：你的身体无时无刻不在变化！

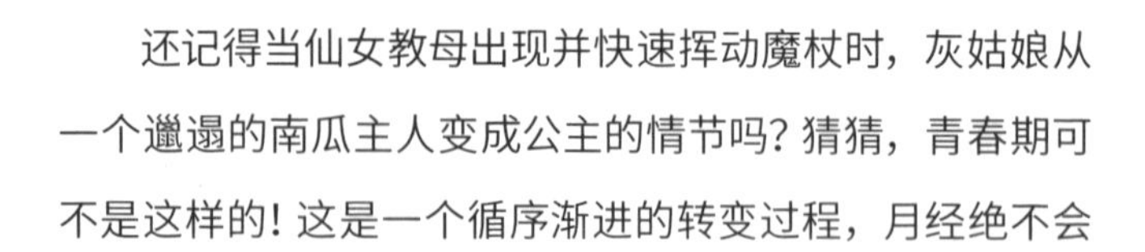

还记得当仙女教母出现并快速挥动魔杖时，灰姑娘从一个邋遢的南瓜主人变成公主的情节吗？猜猜，青春期可不是这样的！这是一个循序渐进的转变过程，月经绝不会

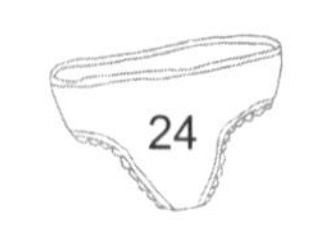

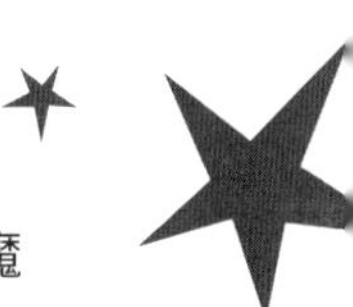

在没有任何预兆的情况下突然出现，就好像“巴啦啦小魔仙变身”那样!

在来月经之前，你可能会留意到自己的身体在以多种方式缓慢变化。这是青春期的一部分，是每个人身体开始发育并且从儿童转变为成人的必经之路。

青春期的变化会持续数年，女孩大约是从 8 岁持续到 13 岁，男孩大约是从 9 岁持续到 15 岁。但每个人的青春期都不一样，每个人的身体变化和发育速度及年龄也都不一样。因此，要预测会发生哪些变化，这些变化什么时候出现并不总是那么容易!

青春期的所有变化都是由激素（荷尔蒙）引起的。在接下来的几年里，你会经常听到这个词——部分原因是大人们会把一切都归罪到激素身上，比如你凌乱的房间，比如你突然能吃下一整个 12 寸的比萨。“都是她的**荷尔蒙**在作祟。”

但激素实际上是非常智能的天然化合物，可以帮助控制身体行为、情绪变化等所有事情。正是这些激素在青春期引起你身体的变化，你之后就会注意到。对于女孩来说，每个人的身体变化会出现在不同年龄，变化的速度也会不一样，包括：

- [x] 变得更高——在青春期的某个时刻，你会突然蹿高，你的身体样貌逐渐趋近大人。你的臀部通常会变宽变大。

- [x] 乳房开始发育——一开始是小小隆起的“萌芽”，随后胸部会逐渐丰满。

- [x] 在新的地方生长毛发——阴部和腋下开始长出体毛。

- [x] 出更多汗 —— 你可能会注意到自己出汗更多了，这可能会产生体味。你可以通过使用腋下清新剂来预防这种情况，确保每天都洗澡或淋浴，并且每天都换上干净的衣服。

- [x] 头发和皮肤变油 —— 激素变化会让头发和皮肤变得油腻，有时还会引起小痘痘（粉刺）。

有时候这些变化可能是你喜欢的，但很多时候，这些变化可能让你觉得不舒服或者很在意。青春期是一个会快速出现很多显著变化的时期，但重要的是：你的身体无时无刻不在变化！从你出生那一刻起，在你的整个生命中，你都在不断变化！

就像青春期一样，你可能喜欢某些变化，而另一些变化可能需要更多时间去适应（你可以问问你爷爷他掉头发时候的感受！）。你是不是也好奇男孩在青春期会发生什么？对，他们也要经历很多变化，包括：

- [x] 快速成长 —— 男孩通常比女孩长得更快、更高，有时肌肉也更发达。

- [x] 新的体毛 —— 他们脸上、阴部和身体的其他部位都会长出毛发。

- [x] 声音日趋低沉 —— 这是因为他们喉部变大，这会让男孩喉咙有明显的隆起，就是喉结。

- [x] 睾丸和阴茎变大 —— 并且开始产生精子。

和女孩一样，男孩也有青春期的短暂影响，比如皮肤和头发变油，长粉刺——男孩的痘痘比女孩更多！和女孩一样，不同男孩出现这些变化的年龄也不一样。还有一点男孩也跟女孩一模一样，他们同样会对某些变化感到兴奋，对另一些变化感到尴尬或者非常在意。每个人的反应都不一样！

变化的身体，变化的情绪

对某些年轻人来说，青春期是一段非常艰难的时期，身体的变化会让人感到烦躁。有这种感觉是正常的——青春期就像是坐了一次过山车，会让你比之前更关注你的身体、你的身份以及你是什么样的人。心情忽上忽下、不喜欢身体的某些方面，甚至讨厌月经，这些都是正常的。但随着时间推移，得到关爱与支持，这些负面情绪几乎都能消减。青春期没有标准答案，每个人的解题步骤都会不同。如果青春期带来的变化或者你的情绪让你感觉无法承受了，无论出于何种原因，请和你信任的成年人交谈，他们能指导你获得你所需的支持。

更好地了解你的身体

随着我们对青春期和月经愈加了解，去观察其中涉及的身体部位是很有用的，这样才可以明确我们谈论的对象是什么。知道并使用正确的名称非常重要。正如月经有各种奇奇怪怪的代称，身体部位也会有一些傻傻的名称。你可能听到过像“小秘密”“小妹妹”“私密处”“下面”这样的词来描述女性身体部位。当你这样想时，会感觉有点奇怪。我们不会把手肘称为“肘肘”，对吧？那我们为什么要用这些相当奇怪的名称去指代我们内裤里的那些部位呢？

更糟糕的是，对阴道和外阴这两个专有名词的指称完全是一团乱。许多智力正常的年轻人也会把外阴错称为阴道。很难判断她们是搞不清还是感觉尴尬，但我们还是立即停止这种胡乱指称吧，一起来了解你奇妙的女性特征。

我两腿中间是什么？

如果你愿意，可以拿一面镜子，把它夹在两腿之间，看看能否识别出自己身体的所有部位。你的身体看着不会和这张图片一模一样——就像一张鼻子的示意图也不会跟你的鼻子长得一样。每个人的身体都不同，各有各的美。

女性外生殖器官

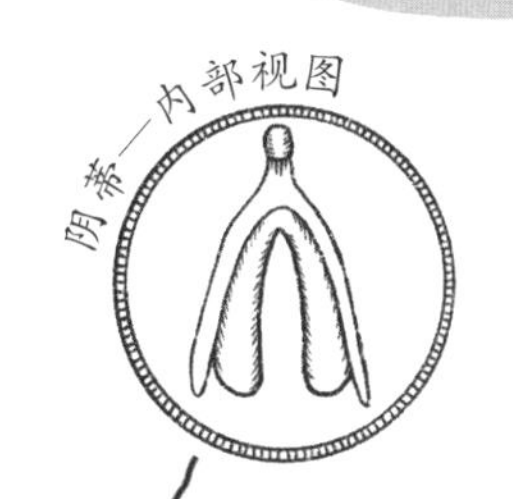

阴蒂

在内阴唇上方的一小块非常敏感的组织（另见第32页）

外阴唇

之所以叫“阴唇”是因为这里是外阴边缘的唇状皮肤皱襞。在青春期，外阴唇外部会长出毛发。

外阴

这是女性性器官整个外部区域的正确名称，包括阴唇和阴蒂。

尿道

这是尿液流出的小孔。它的作用就在于此——尿尿。

阴道

经期血液流出的通道。婴儿出生时也是从阴道中出来。实际上，你只能在这张图上看到阴道口（阴道前庭）。其余部分都在体内（见第37页）。

处女膜

阴道口处的圆形或半圆形薄膜，通常中间有一个或多个孔。

内阴唇

这些是围绕阴道和尿道入口的较薄的唇状组织。

会阴

阴道和肛门之间的皮肤。

肛门

这是你便便出来的通道。

关于阴蒂的知识

你能看到的阴蒂只是一小块皮肤褶皱内的“头部”，被称为“阴蒂包皮”。整个阴蒂实际上要大得多，成年人阴蒂的长度在7—12厘米之间，延伸至体内。阴蒂及阴道和外阴都非常敏感，通过性行为（参见第40—41页）或自慰刺激这些区域会产生强烈的愉悦感，称为性高潮。

什么是自慰？自慰是指你私下里触摸或摩擦自己的阴蒂、阴道和外阴；如果你是男孩，就是指触摸或摩擦自己的阴茎。不是所有人都会这么做，但用这种方式探索自己的身体是完全正常的。

我正常吗？

和身体的所有部位一样，有时人们也想知道她们的外阴看起来是否“正常”。有的女孩或女性对此有所担忧，因为我们通常不怎么看到别人的外阴，因此有时会误以为自己的和别人不一样，甚至有点“奇怪”。但事实上，外阴存在各种各样的形状和种类。

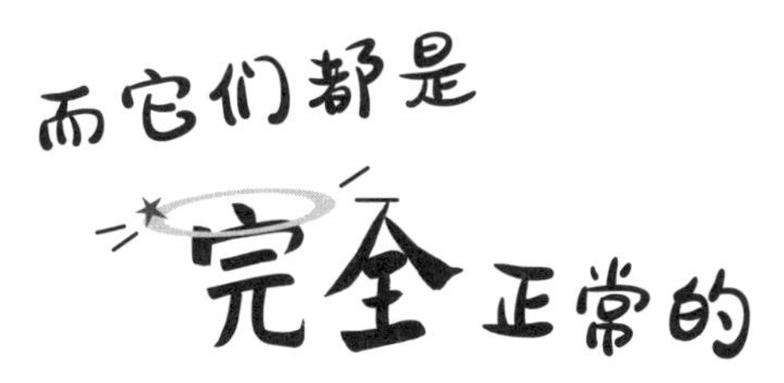

进入青春期后，你可能还会注意到其他差异。例如，乳房和乳头可以有各种不同的形状、大小及颜色！体毛可以是直的、卷曲的、浓密的、稀疏的、深色的或浅色的，有时会长在你意想不到的地方，比如小腹、上唇甚至是胸部！事实是，我们女孩各有各的美法。

随着你逐渐成长，你可以尝试通过化妆、染发及脱毛来改变自己的外貌，这当然很有趣，但不要忘了爱你本来的样子。这有时也被称为“身体自爱意识”。身体自爱意味着了解你的身体，理解它并像朋友一样用爱和善意呵护它。

★ 你的身体，你的专属！ ★

有时，外阴和阴道——及双腿之间的所有其他部位——也被称为“私密部位”。这是因为这些部位只属于你，所以是私密的。你永远不需要向任何人展示这些部位，也不需要让任何人触碰或者看到这些部位，不管是照片还是在屏幕上，除非你自己愿意，因为这些都是你的专属。有时，医生或者你的家人可能需要查看这些私密部位，但他们始终应该解释原因并事先征得你的允许。即使是医生或者你信任熟悉的其他人，如果你感觉不对劲，或者不舒服，请告诉你信任的另一个成年人。

记住：不行就是不行。如果你不希望别人触碰你身体的任何部位，而不仅仅是私密部位，他们就应该尊重你的身体界限。这意味着任何形式的触碰，即使是像挠痒痒或者打打闹闹这种很多人认为是开玩笑的触碰，都不应在未经你允许的情况下发生——这就是你的“同意”权。同意是指你同意做某事是因为你真心希望这件事情发生，而不是因为有人向你施压或你觉得不得不做。如果你感觉有什么不对，你可以要求停止。如果你说了停止，这永远意味着真的停止。

你的身体你做主，永远。

★

身体搭档盒

占据空间

有时候，如果我们改变身体的外在行为，我们的内心感受也会随之改变。这项练习旨在帮助你变得更加自信和勇敢。

双脚着地分开，与胯同宽。肩膀绕圈，旋转放松。深呼吸几次。举臂过头顶，然后弯腰前屈，指尖朝地。保持前屈姿势片刻，双臂悬垂。然后慢慢站直，逐渐挺立，直到再次直立，双臂放在身体两侧。现在想象你头顶和天花板之间有一根绳子，轻柔地把你拉高。保持双脚不离地，但身体向天空伸展。深吸一口气，然后慢慢吐出。大声说“我很重要！”。试着经常做这个练习，当你在家里或者学校度过一天的时候，记得身姿挺拔，昂首阔步，占据你所需要的所有空间。

女性身体的内在是什么样的？

现在让我们来看看女性身体的内部结构，这很有意思。这些是你看不到也可能从未真正思考过的部位，但是它们的作用是非常神奇智慧的。

有趣的事实！你的子宫是由一种被称为盆底肌的吊床状肌肉固定于体内的。了解这些肌肉很有用，因为随着年龄的增长，特别是生完宝宝后，它们会变弱。如果你的盆底肌较弱，最常见的情况是你咳嗽或打喷嚏的时候可能会漏尿。但就像你身体里的其他肌肉一样，你可以锻炼自己的盆底肌，帮助它保持强壮。要过很长一段时间你才需要这么锻炼，但如果你想在那之前感受盆底肌的位置，你只需要像尿尿中途尝试截断尿流一样挤压，你就会感受到它们在起作用。真是聪明的小东西！

女性内生殖器官

卵巢

女性身体内部两侧都有一个卵巢，它们是卵子在排卵期储存和排放的地方。

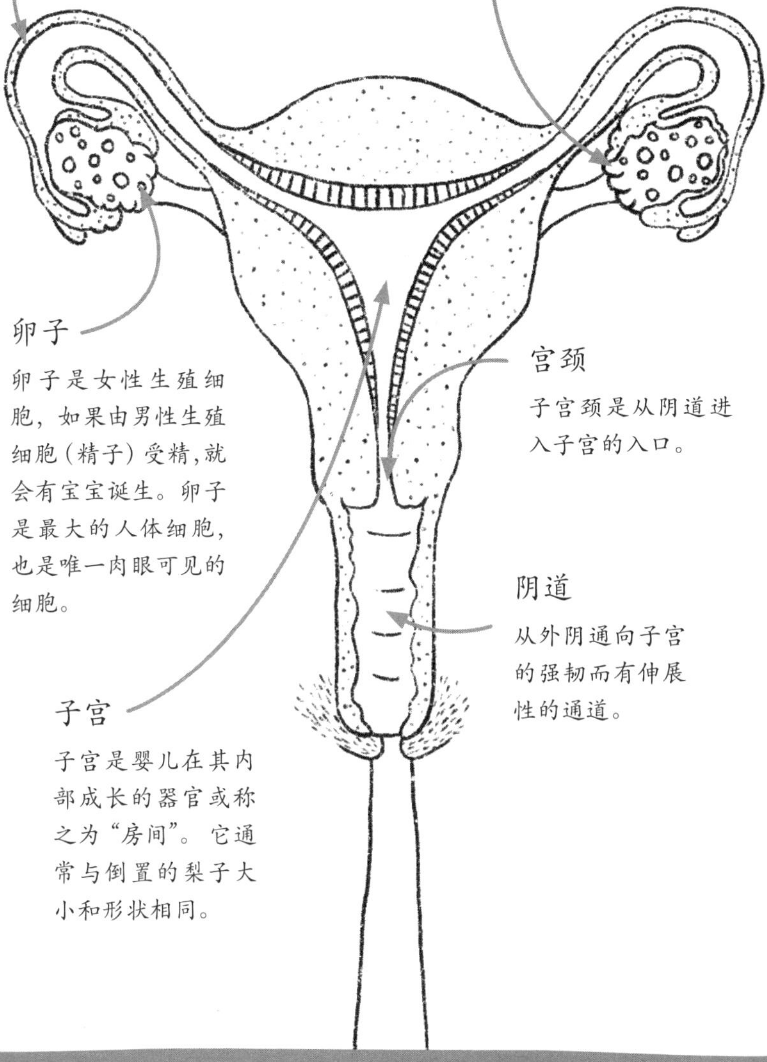

输卵管

卵子排出后，它会从卵巢沿着其中一根输卵管到达子宫。

卵子

卵子是女性生殖细胞，如果由男性生殖细胞（精子）受精，就会有宝宝诞生。卵子是最大的人体细胞，也是唯一肉眼可见的细胞。

宫颈

子宫颈是从阴道进入子宫的入口。

阴道

从外阴通向子宫的强韧而有伸展性的通道。

子宫

子宫是婴儿在其内部成长的器官或称之为“房间”。它通常与倒置的梨子大小和形状相同。

那月经到底是什么？

好的。现在我们已经对自己美丽身体的内部和外部都有所了解，我们可以开始更详细地理解来月经时实际发生了什么。之前我们已经讨论过：

月经就是每个月总有那么几天你的阴道会流出少量血液。

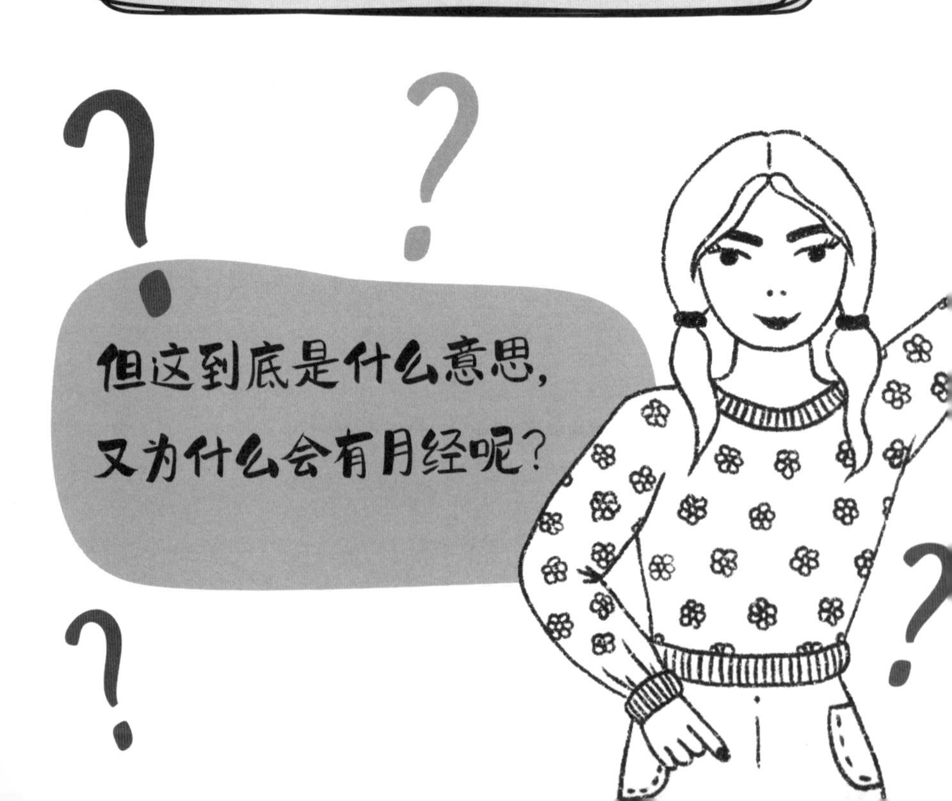

每个月，女性身体都会经历一个过程，称为“月经周期”。

相互竞争的卵子：卵巢内有称为卵泡的小囊，其中总有处于不同生长阶段的卵子。每个月，其中一些卵子变得更大更强，准备被排出。这几乎就像一场比赛，看哪颗卵子会被选中！

获胜的卵子：“获胜的卵子”（通常是最大最强的那颗）随后从一个卵巢中排出，并沿着附近的输卵管向下移动。（如果你是异卵双胞胎，恭喜你，这意味着两颗卵子同时被排出，诞生为你和你的双胞胎兄弟姐妹！）

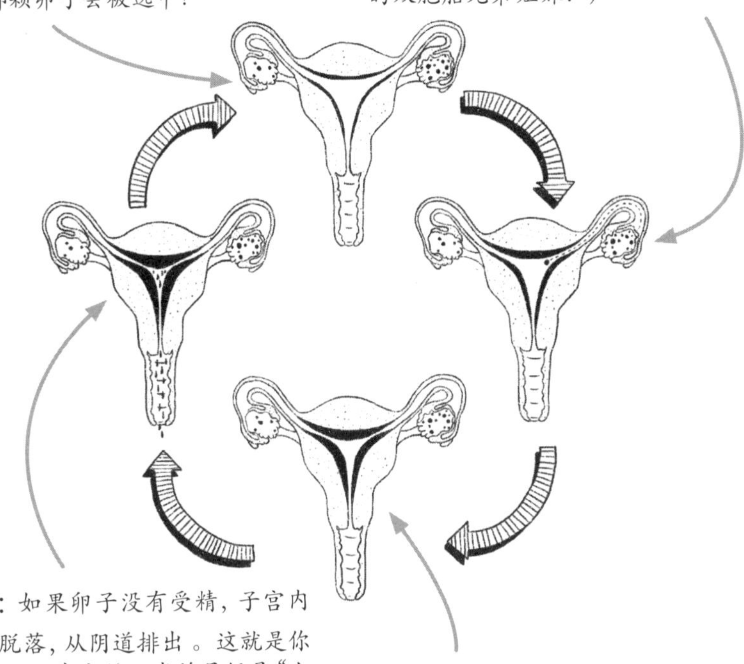

月经：如果卵子没有受精，子宫内膜就会脱落，从阴道排出。这就是你的月经。只有大约一半的月经是“血液”——其余大部分是子宫内膜，以及阴道分泌物。阴道分泌物是由宫颈细胞构成的黏液或凝胶状物质（更多关于这些分泌物的信息，请参见第155—158页）。月经通常是红褐色的，比你割伤自己时看到的鲜红色血液要暗一点（虽然它也可以是鲜红色）。

准备过夜：与此同时，子宫内膜会变厚，还会变得像垫子一样柔软，等待卵子的到来——这有点像你把卧室整理舒适，等待朋友来过夜一样。如果卵子受精，这里就是婴儿生长的地方。

我们为什么会有月经呢？

月经是身体成熟的标志之一，如果你想要怀孕，你的身体已经做好了准备。但不要惊慌！只有在发生性行为后才会怀孕。

你可能会觉得谈论性很尴尬，但了解婴儿如何诞生是很重要的。

性行为（或性交）是成年人一起做的事情，通常是为了获得亲密、愉悦和乐趣。性行为可能会发生在两个异性或同性之间，但要生孩子，发生性行为的两个人在生物学上必须是男性和女性。他们通常会亲吻、拥抱并获得性兴奋。性兴奋对男性来说，意味着阴茎变硬或者勃起，对女性来说，则意味着阴道及外阴变得湿滑。有时，阴茎会进入阴道内，这称为阴道性交，但这并不是一定会发生的。

在性交过程中，男性和女性都可能体验到性高潮。这是他们兴奋达到顶峰的时刻。当男性达到性高潮时，会释放精液，其中包含数百万个称为精子的微小细胞。

如果男性和女性进行阴道性交，精子就会被射入女性身体，并试图到达卵子处。如果其中的一个精子与卵子结合，则称为受精。受精卵随后向下进入柔软、舒适的子宫内膜。它会在子宫内膜着床，并慢慢发育成婴儿——这大约需要40周时间。当这种情况发生，女性的月经就会停止，直到婴儿出生后一段时间。这是女性可能怀孕的最初迹象之一——月经没有如期而至。如果成年人只是为了愉悦进行阴道性交，而不是为了怀孕，他们可以避孕，以不同的方式阻止精子进入卵子。

有时，想要一起生孩子的大人会发现，即使在没有避孕的情况下发生性行为，女性也没有怀孕。如果发生这种情况，他们可以尝试其他孕育孩子的方式，例如体外受精，这种方法是在实验室里取出卵子并与精子结合受精，然后放回女性体内进行孕育。这有时也被称为“试管婴儿”，如果你就是这样诞生的，那你一定很特别！

当你第一次了解性的时候，可能会感觉很奇怪，但你并不需要对此担心。只有当你感觉完全准备好与另一个你信任且尊重，并且他也信任且尊重你的人在一起时，性行为才应该发生。除非你“同意”，否则性行为永远不应该发生，这意味着你明确表示你希望它发生并且对此没有任何怀疑。在英国，被视为做好准备并能够表示性同意的年龄是16岁，但许多人直到16岁以上才会发生性行为。

宠物有月经吗？

如果你有一只雌性宠物狗，你可能会注意到它偶尔会从阴道中流出一些看上去像血一样的东西……这是月经吗？确切地说，并不是。

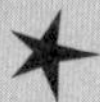

大多数哺乳动物——包括狗——存在一种和我们人类不一样的周期，称为动物周期。这有时也被称为“发情期”或“发情”。当动物最适合怀孕时，它们就会发情。很多有动物周期的哺乳动物，尤其是体形较大的，每年只有一到两个“发情期”，而且并不是所有的动物都会有上面提到的那种“血”。当狗（还有狐狸和狼）“发情”时，你看到的类似血液的液体并不是像人类月经一样的子宫内膜。它只是一种由激素变化引起的液体。

地球上很少有生物像我们一样有月经周期，主要是一些（但不是全部）灵长类动物，比如大猩猩、黑猩猩和猴子，还有蝙蝠、象鼩和棘鼠。就这些了。看，早就告诉你了吧！

你就是与众不同！

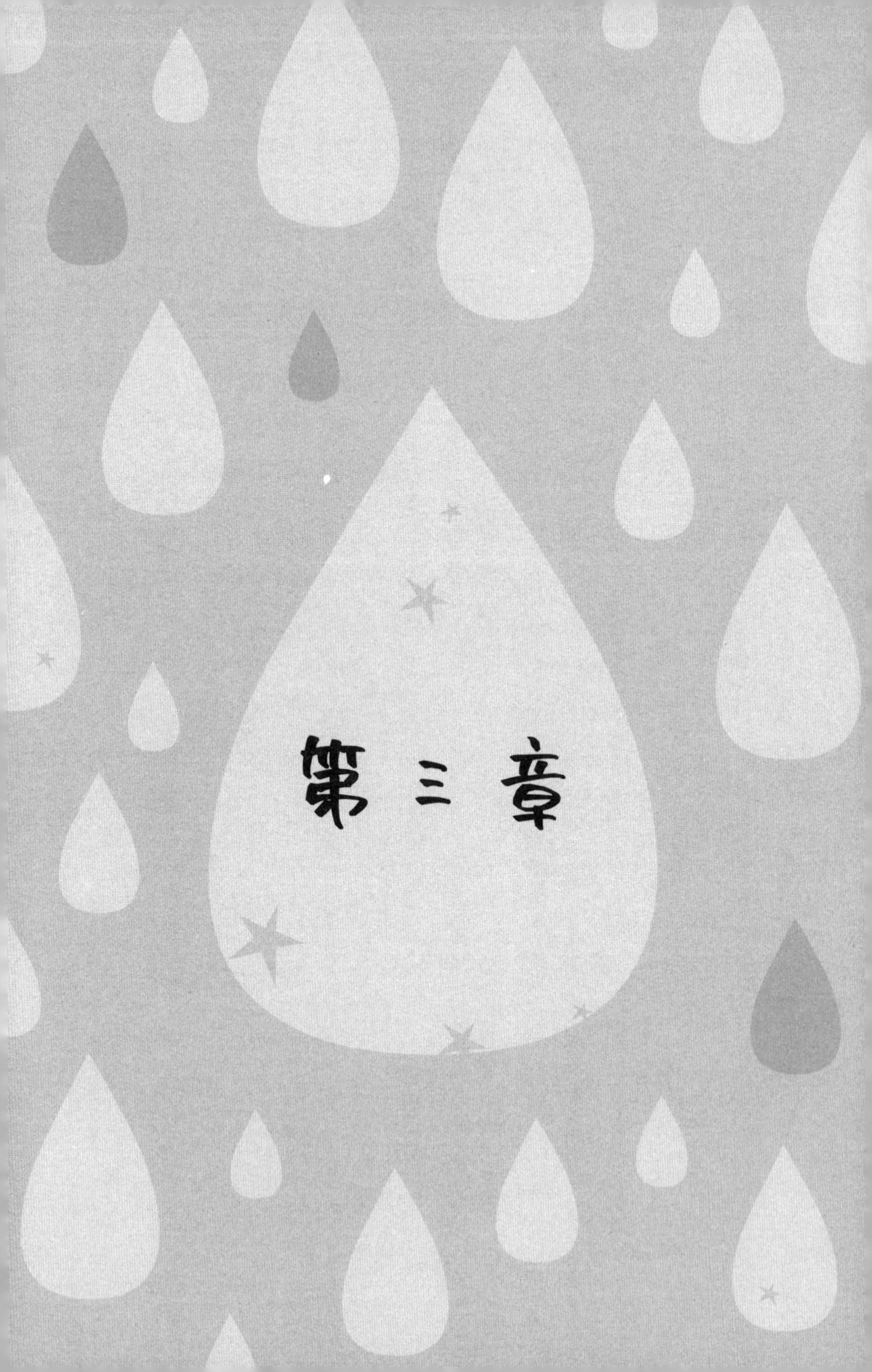

第三章

经期用品大全

第三章

经期用品大全

来月经时，你需要选择使用何种用品来锁住或者吸收经血。你可能会注意到，有时经期用品被称为“卫生巾”及“女性卫生用品”，但，是时候停止使用这些过时的词了，因为这些词让人感觉月经是不干净或者不卫生的东西。在本书中，就像我们把月经称作“月经”一样，我们也会把经期用品就称为“经期用品”。

现在让我们多了解一下你可以选择的不同用品——你马上就会发现，你可以有很多不同的选择。当我们一个个介绍这些用品的时候，你就可以开始考虑什么用品会比较适合你。

选择你的经期用品

很多因素会影响你使用何种经期用品，包括家庭原因、价格高低、是否舒适、是否适合锻炼以及你月经量大还是量小。但重要的是，你对决定使用的用品感到满意和舒适。你可能还会发现，你会在不同的日子或场合使用不同的用品——游泳时用棉条或月经杯，跑步时用月经裤，或者夜间使用护垫——你需要一段时间试用各种用品才能找到你的最爱。而且你的最爱可能还会变！你的一生中会经历很多次月经——你会发现相比于其他产品，自己会更偏爱某些用品，甚至随着时间的推移，新的、更出彩的用品会开发出来。多做尝试会很有趣！

来试一下这个吧！ 开一个经期用品派对！找一群朋友过来，每个人都带一个不同的经期用品来。把它们都拆开一起来探索一下！如果你不确定是否想开派对，或许可以就和你的闺密一起拆开一些经期用品的包装，看看这些用品是什么样的。

以下是一些目前可以买到的主要经期用品的相关信息：

一次性经期护垫

也被称作“卫生巾”，不过我们不需要去用任何暗示月经不干净的名称，所以我不打算用“卫生巾”这个词。我觉得更合适的词是“经期护垫”，因为它们本质上就是适合经期使用的“护垫”而已。一次性经期护垫通常由纤维制成，内部藏有一层吸收芯。它们背面带有胶带——你把背胶上的离型纸撕下，然后把护垫粘在内裤上，就像这样：

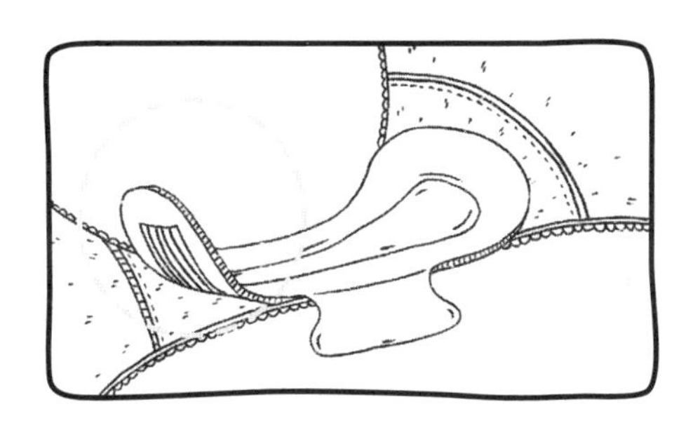

你可以根据经期月经量多还是量少购买不同类型的经期护垫（参见第89—90页），以及夜用的特大号护垫。无论选择哪种类型，白天你都需要每3—4个小时更换一次护垫，如果量大，则需要更频繁地更换。当你取下护垫后，千

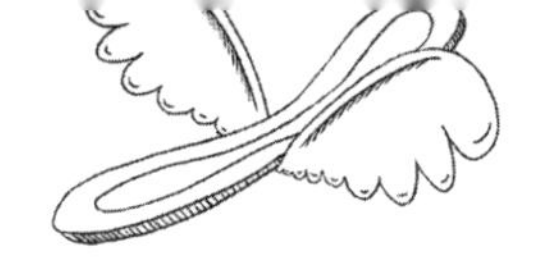

万不要把它冲入马桶（这可是会导致堵塞或者护垫最终流入大海及河流的啊！），应该把它卷起来，用卫生纸或者护垫原来的包装（或替换的新护垫的包装纸）包起来。在公共厕所，马桶旁边有一个专门的垃圾桶，用来存放经期用品。在家里你可以把它直接扔进浴室的垃圾桶里。

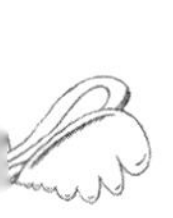

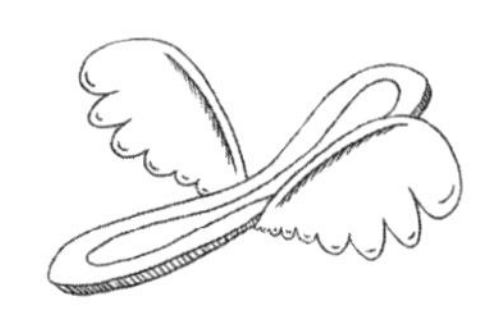

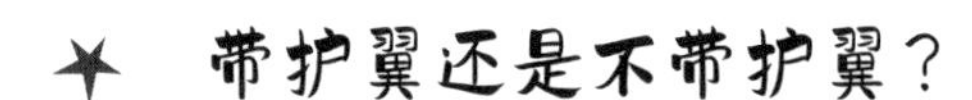

带护翼还是不带护翼？

我要很遗憾地告诉你一个非常令人失望的消息，经期护垫上的护翼，很不幸地，并不是能让你飞起来的那种。事实上，令人遗憾的是，无论是形状还是式样，它们在任何方面都没有特别能让人兴奋的。带有护翼的经期护垫只是在两边都增加了一小部分，就像图片上这样：

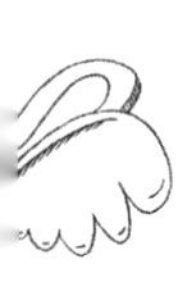

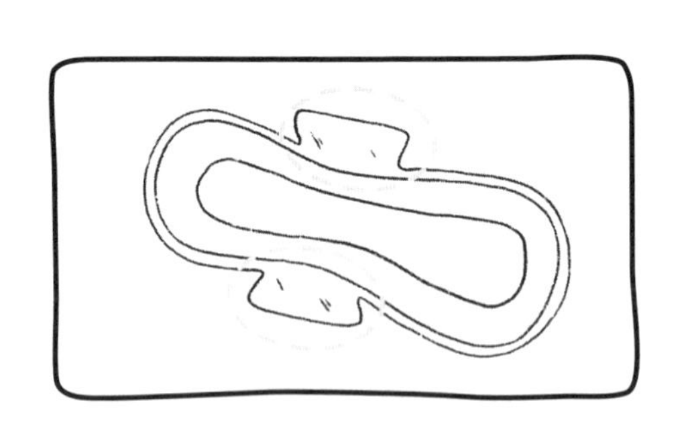

护翼后面也有背胶，你可以把它翻折过去粘在内裤的

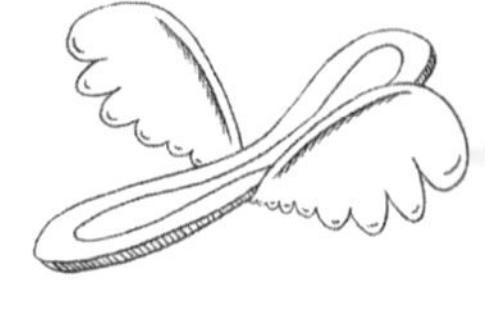

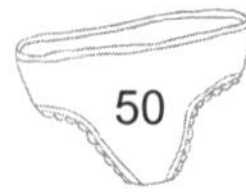

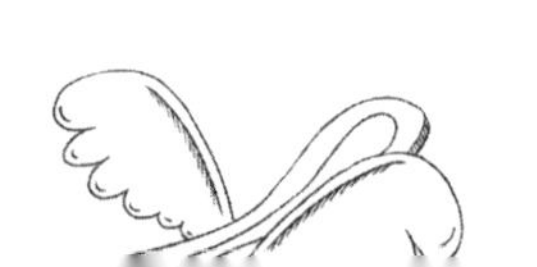

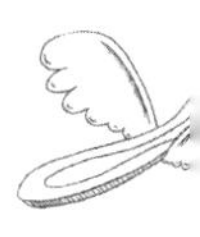

外面，这样就能协助固定护垫。

你可以购买一次性带护翼或者不带护翼的经期护垫。有的人喜欢带护翼的，因为这样的护垫不太会滑动，而且能更好地防止侧漏（参见第 186—188 页），有的人可能更喜欢不带护翼的，因为这样更容易粘贴。与所有的经期用品一样，找出你喜欢的用品的唯一方法就是两个都试一下。

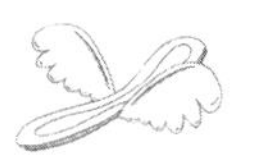

✶ 可重复使用经期护垫

许多一次性经期护垫含有大量的塑料和化学物质，并且需要

500年

才能生物降解、分解并腐烂（见第68—69页）。由于这个原因，有些人喜欢用可水洗的布护垫，这类护垫可重复使用。可重复使用的布护垫有很多很酷且有趣的设计，像一次性经期护垫一样，它们也有不同的尺寸，可以在经期的不同天里吸收不同量的经血。

所有的可重复使用护垫都带护翼，护翼上有摁扭——你要用摁扭把护垫固定在内裤上。通常你用的时候要把设计面“朝上”（是的，你的经血会流在你花了超长时间选的那个可爱的图案上！），然后你只需将内裤下面的摁扭摁在一起就可以了。

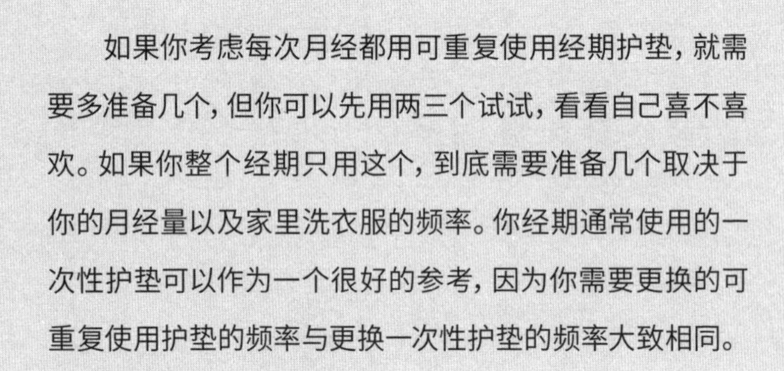

如果你考虑每次月经都用可重复使用经期护垫，就需要多准备几个，但你可以先用两三个试试，看看自己喜不喜欢。如果你整个经期只用这个，到底需要准备几个取决于你的月经量以及家里洗衣服的频率。你经期通常使用的一次性护垫可以作为一个很好的参考，因为你需要更换的可重复使用护垫的频率与更换一次性护垫的频率大致相同。

当你更换可重复使用护垫时，你可以用摁扭把带有经血的那一面叠在里面，就像这样：

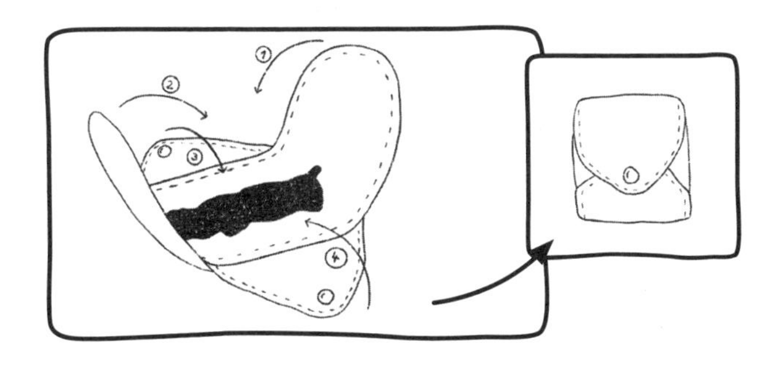

如果你能尽快把用过的护垫浸泡在水里，这样是最好的，但如果你在学校或者外出，最好能随身携带一个小布袋，在回家之前把所有用过的可重复使用护垫塞进去。

你刚开始用可重复使用护垫时，可能要花挺多钱——如果你想要20个左右的护垫，要花大约80—100英镑（兑换成人民币，也是不菲的价格）——但可以用五年左右，所以从长远来看，它们比一次性护垫便宜，同样的花费后者只能用一年。如果你手比较巧，你甚至可以自己缝制护垫！制作会稍微有点复杂，可能需要一个大人帮你一起做，但你可以在网上找到教程。

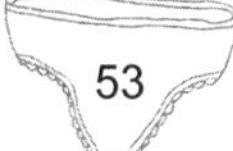

小建议

当你浸泡护垫的时候，在水里加入几滴你最喜欢的精油，然后放入洗涤液。柠檬味就很清新！

✦ 月经裤

这是另一种比较新发明出来的产品，而且刚出来的时候，大家都觉得这一点都不合理！一条裤子？（我要声明一点，我说的月经裤并不是指长裤，而是特殊的内裤！）什么，就这？就只是……内裤？但是，就是这样，就真的是特制的内裤，从外面看就是正常内裤的样子，不过里面“内置”了一层额外的吸水芯，这样你就可以穿一整天！月经裤吸收的经血量和四个棉条的吸收量大致相同，所以穿上后可以一整天不用换。有些公司为13—19岁的青少年及11—12岁的小朋友特别设计了可重复使用月经裤。和可重复使用护垫一样，可重复使用月经裤价格稍贵，大概20英镑一条，但如果爱惜使用的话，可以用很多年。

你还可以配合其他月经用品一起使用。例如，如果你量特别大，担心用棉条会漏，你就可以再穿一条月经裤作为额外的预防措施。或者你也可以在月经快结束时穿月经裤——以防万一。

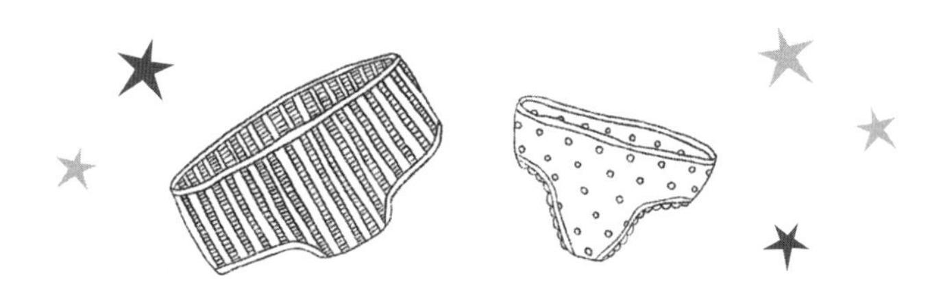

★ **新闻快讯！**你现在可以买到**月经泳衣**了！功能和**月经裤**一样！这样你经期即使不用棉条或者月经杯也能游泳了。

月经杯

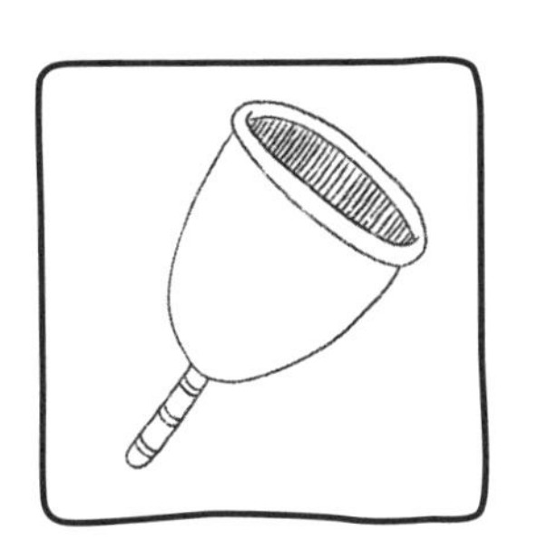

月经杯也经常被称为月亮杯（月亮杯是2002年第一个推出此类硅胶杯的品牌名），这种经期产品可能需要一定练习才能习惯使用，并且通常不太适合第一次月经用——尽管你永远可以自己决定要不要用。月经杯由硅胶（一种柔软的橡胶材料）制成，形状像一个小的圆锥体。

重要提示！
插入和取出月经杯前一定要洗手。

1

首先，将杯子折叠起来，使其更容易插入。将边缘的一层向下推入杯中，形成狭窄的顶端。

2

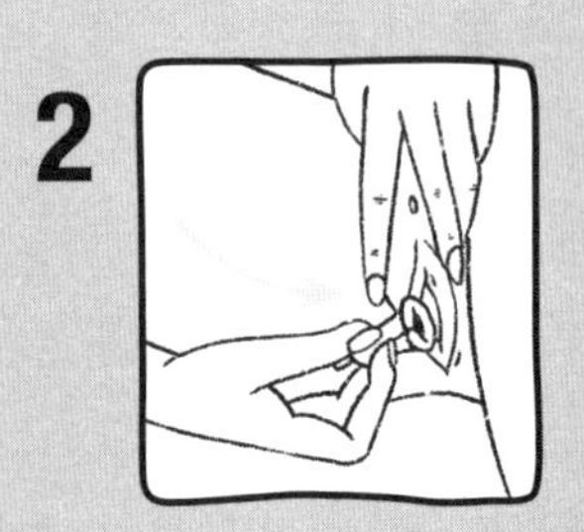

你可以单腿站立，一条腿踩在马桶座上，或者选择坐姿（选你觉得最容易的姿势），分开阴唇，然后将折叠的杯子慢慢插入阴道中，向上对准尾骨方向施力。当你感觉杯子无法保持折叠状态时，让杯子在你体内打开。继续轻轻地将它推入阴道内部直到杯柄看不见为止。

3

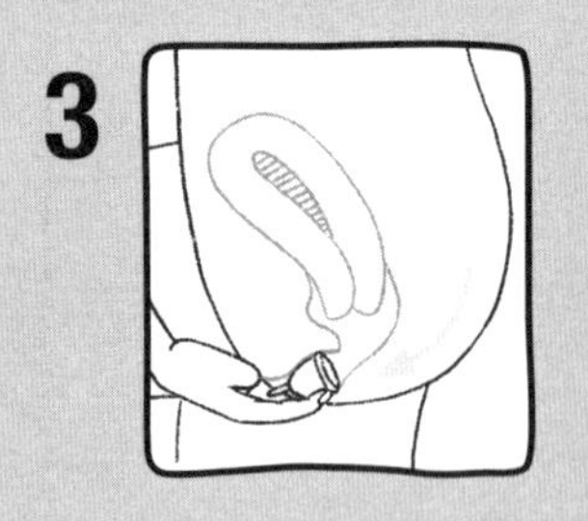

取下杯子时，可以坐在马桶上，轻轻拉动杯柄，直到你能碰到杯子底部。捏住杯子底部可以破坏真空密封环境，杯子就更容易取出了。

月经杯可以“接住”经血，你需要大约每四个小时将其取出并把经血倒入马桶中，最多可在体内放置12个小时，具体取决于你的月经量。然后你只需要简单冲洗并重新插入体内即可。经期结束时，将杯子放入沸水中煮7分钟左右进行消毒。你只需要买一个月经杯（价格约20英镑），就可以用很多很多年，所以对你的钱包和环境来说都是最佳选择。插入取出杯子需要进行一些练习！有人说大概需要经历3次经期使用才能掌握月经杯用法的窍门。如果你的妈妈、姐姐或生活中的其他女性也用月经杯，那她们可以给你提供帮助，或者你也可以在月经杯品牌的网站上找到详细的用法指导。你还可以买专门为青少年设计的月经杯（通常它们要更小一些）。

小建议

每次清空杯子时并不都需要冲洗。你可以用卫生纸把它擦干净。但是，如果你想要冲洗杯子并且去公共厕所时也在用月经杯，你可以带一瓶水进厕所，这样你就不用在公共水槽里冲洗月经杯了（不然你可能会觉得……很尴尬！）只需要将瓶子里的水倒出，然后在马桶上冲洗杯子，随后用卫生纸擦干净即可。

✦ 月经碟

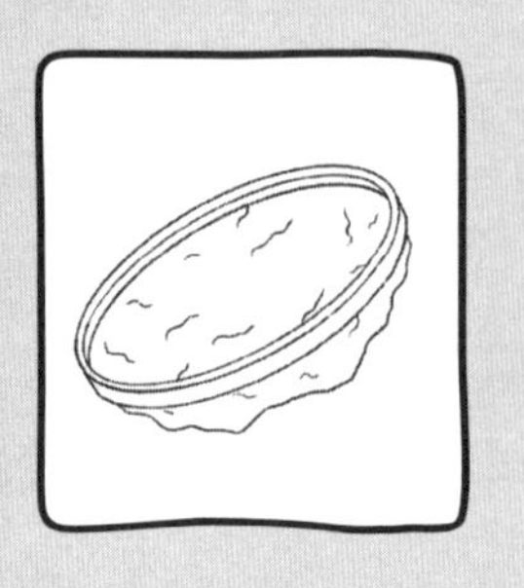

非常类似于月经杯，也是由硅胶制成，售价约20英镑，但形状像一个碟片！

月经杯需放置在你身体内部宫颈下方（参见第37页）并向下延伸至阴道内，而月经碟则只是放置在宫颈附近。

重要提示！
插入和取出月经碟前一定要洗手。

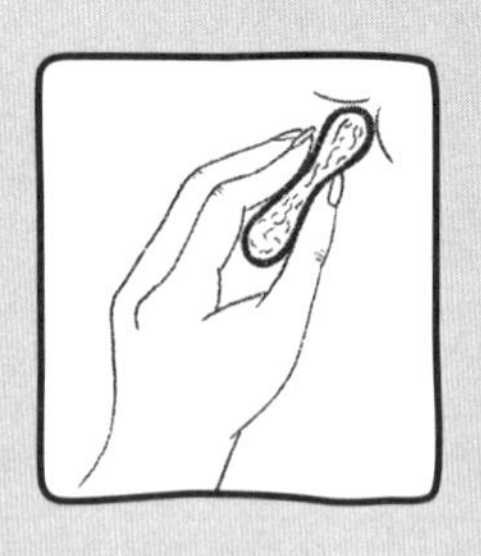
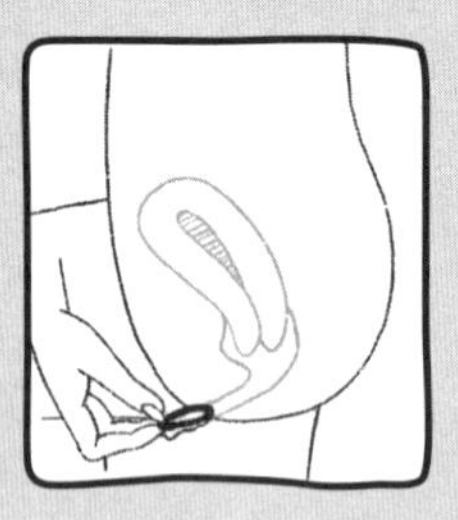
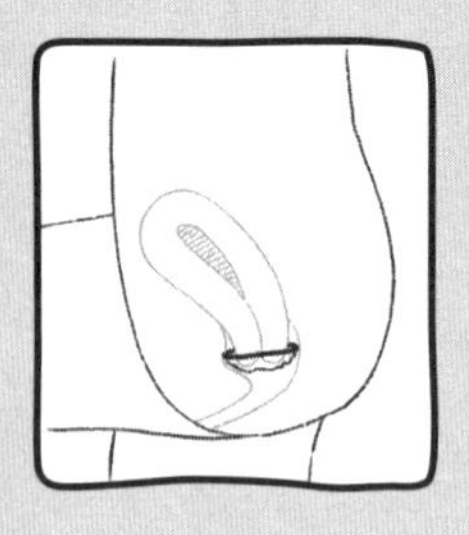

要插入月经碟，首先，挤压边缘把它变成“8”字形。这样更容易插入。把它放到手指允许的最远位置后，松开手指，它就会弹开到位。

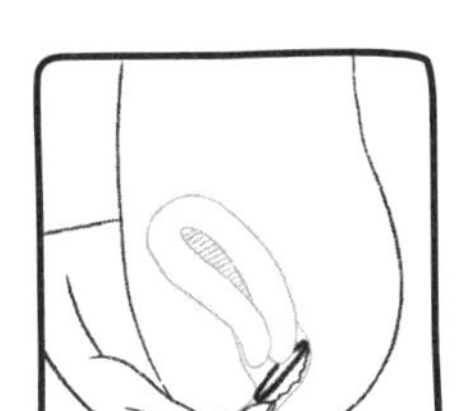

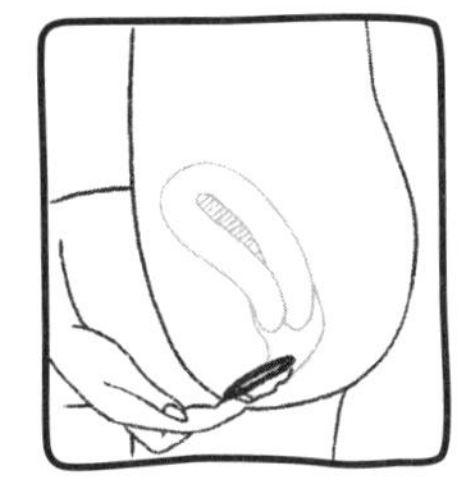

要取出月经碟，你可以舒服地坐在马桶上。将食指插入月经碟边缘下方，然后轻轻把它从阴道拉出。

跟月经杯一样，月经碟的使用也需要一些练习，一开始你可能还需要把它跟其他产品一起使用。但一旦你掌握了诀窍，你就再也不想用其他用品了。而且，就像月经杯一样，月经碟对环境也很友好。

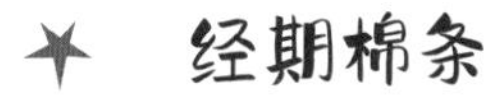

经期棉条通常是由棉和人造纤维混合制成。带有导管的棉条长这样：

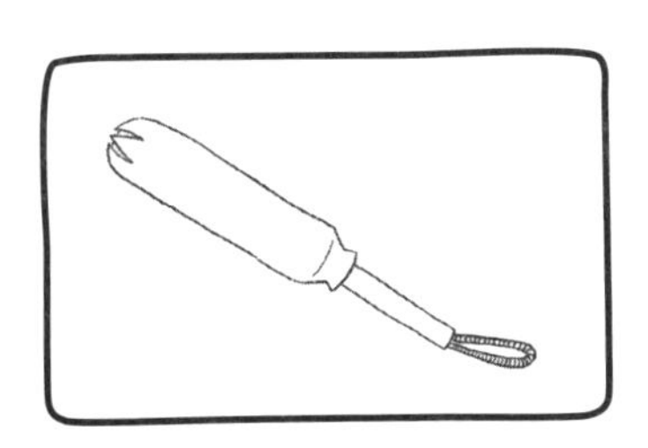

有些棉条是不带导管的，你可以用手指把它们插入体内。不带导管的棉条长这样：

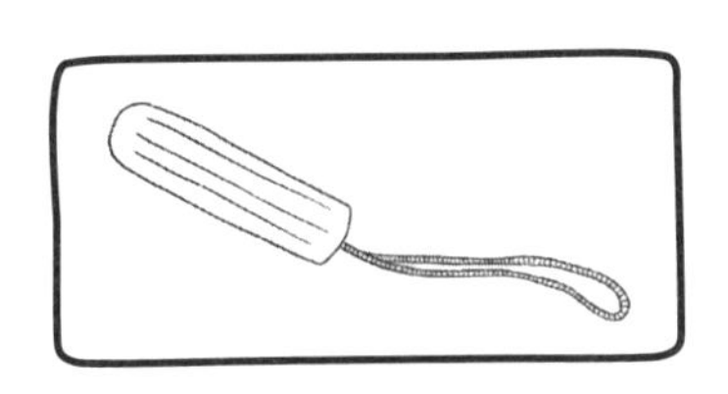

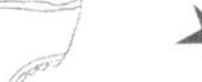

你把棉条插入阴道后，它就在体内固定住吸收你的经血。通常量大的时候，插入取出棉条会比较容易。

重要提示！
插入和取出棉条前一定要洗手。

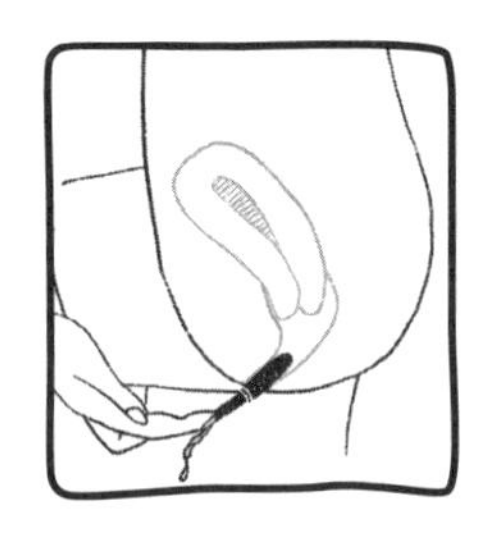

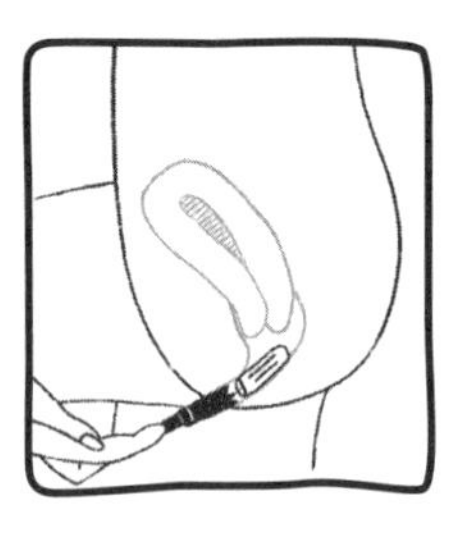

你可以单腿站立，一只脚踩在马桶座上，或者坐在马桶上，如果你觉得这样更舒服的话，将导管前端插入阴道口。将它慢慢滑入阴道，直到捏住另一端的手指碰到外阴为止。然后把导管里的棉条完全推入——这样棉条就能到达正确的位置。取下导管，然后扔掉。

棉条不会深入体内，但一旦插入体内，你应该感觉不到它们的存在。棉条末端连着一根棉绳，悬在阴道外面。这根棉绳不会从你的内裤或泳衣里露出来，不过如果你还是有点担心的话，你可以把它轻轻地卷起藏到阴唇里。

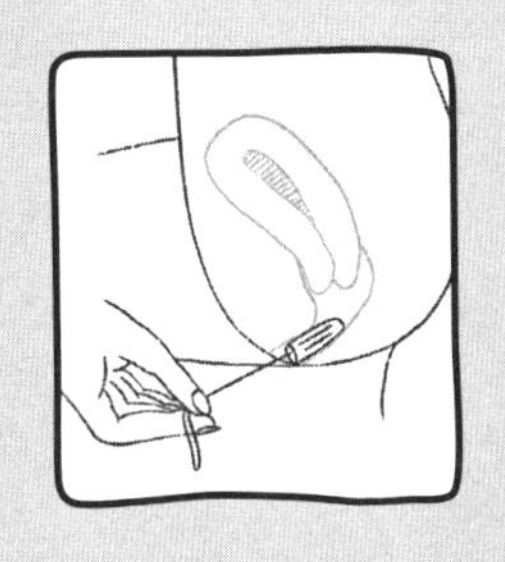

要取出棉条，你只需要轻轻拉动棉绳即可。

就像一次性护垫一样，一次性棉条也不能冲进马桶——它们会堵塞下水道，更糟糕的是，最终还会污染海洋！

棉条通常都是安全的，但也可能引起中毒性休克综合征（Toxic Shock Syndrome ，简称TSS）这种严重的疾病。这种情况非常罕见，但是如果你打算使用棉条，了解这一点就很重要。在棉条的包装上总会有TSS相关的信息。一定要阅读包装上的相关信息，并且牢记定时更换棉条，通常是每四个小时更换一次。

可重复使用棉条

就像你可以购买可重复使用布护垫一样，你也可以购买到相同类型的可重复使用棉条。所以如果你判断棉条适

合你，但又担心棉条所含的化学物质和塑料会对环境有影响，你可以考虑可重复使用棉条。

它们100%由有机棉制成，你可以把它们卷起来并系上棉线来固定棉条，然后就像插入一次性棉条一样插入可重复使用棉条。它们也可以保持相同的时间——大概4—6个小时，然后用洗衣机清洗后再重复使用。

月经海绵

另一个对环境友好的选择是月经海绵，它们就是字面意义上的海绵，你可以把它们像棉条一样插入、取出、清洗后重复使用！这些海绵的优点是可持续使用——就像收割后又重新长出来的庄稼一样。有些人觉得相比于每月买护垫或棉条，月经海绵更物美价廉。月经海绵每个售价10英镑左右，可以使用6个月到1年。不过，也有一些女孩和妇女发现月经海绵难以取出、不太整洁，也不适合在家以外的地方使用。但如果你想探索对生态有益的选择，月经海绵绝对值得一试！

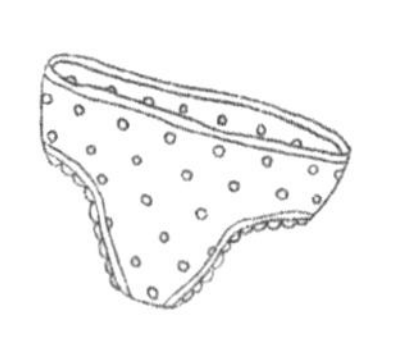

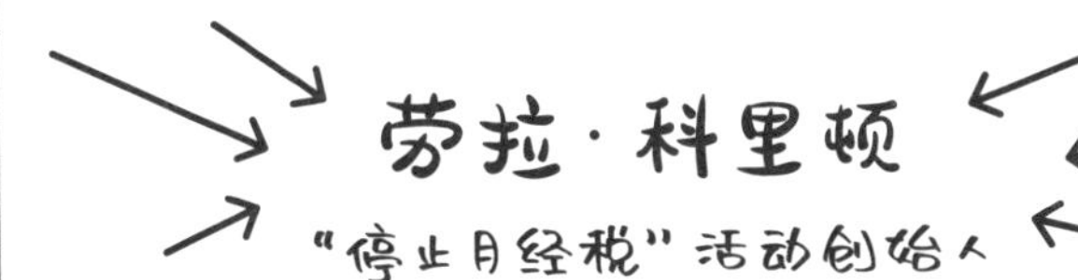

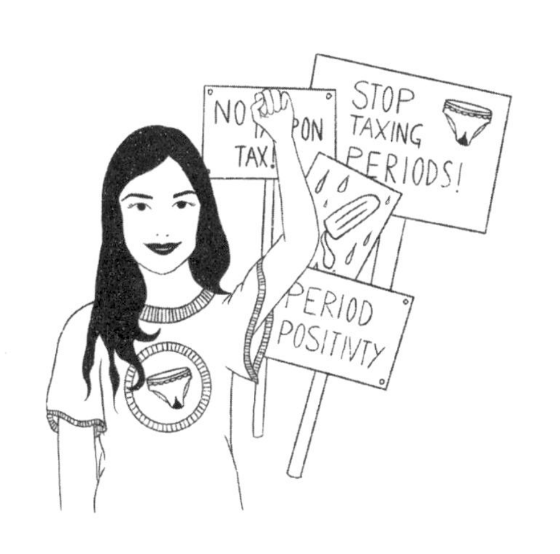

2014年5月，22岁的伦敦大学生劳拉·科里顿决定发起请愿，要求英国政府停止征收卫生棉条税。税收是你所购商品中交给政府的额外费用，劳拉认为人们必须为经期用品纳税是不公平的，因为对于妇女和女孩来说，这些是必需品！

她得到了唐·普莉玛洛罗的帮助，后者在2000年以国会议员的身份组织活动，要求降低月经用品的征税。劳拉认为这很了不起，但希望政府能做更多努力，并彻底取消月经用品税。

劳拉的请愿书获得了超过30万个签名，她甚至得到了当时美国总统贝拉克·奥巴马的支持！在另一位名叫宝拉·史瑞弗的国会议员帮助下，他们自豪地“让全世界都在谈论月经”。英国于2021年1月1日废除了卫生棉条税，但世界上仍有许多国家，例如匈牙利、瑞典、墨西哥、西班牙、中国和美国的几个州依然征收经期用品税。也许你可以针对这个或其他你关注的问题进行宣传。正如劳拉所说，“重要的是永远不要放弃你所相信的东西，尤其是当这种不公平针对的是我们一半以上的人口，仅仅因为她们是女性。”

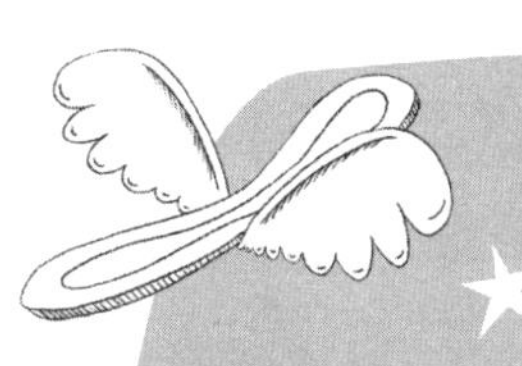

免费经期用品

如果你的家庭负担不起经期用品，并不只有你一个人存在这种情况。在英国，大约十分之一的女孩买不起护垫或棉条，而这个数字在世界其他地方可能相同甚至更高。这是一个全球性的问题，有时也被称为“经期贫困”。无法获得所需的经期用品确实会妨碍你继续生活，让你去不了学校、无法参加体育运动，甚至让你难以离开家。

如果购买经期用品对你的家庭存在困难，你可以通过购买超市自主品牌的护垫或棉条来省钱，这些品牌通常和更贵的牌子效果一样好，或者你可以考虑改用可重复使用的经期用品，例如布护垫或者月经杯，这样也更便宜。在英国，你现在应该可以从学校获得免费的经期用品，你还可以从一些食物银行获得免费的经期用品。

如果你家庭非常幸运，不必担心负担不起经期用品，你可以向当地的食物银行捐赠多出来的棉条和护垫，并确认你的学校提供了充足的免费用品，以便其他年轻人也能得到她们需要的用品。

经期巨星!

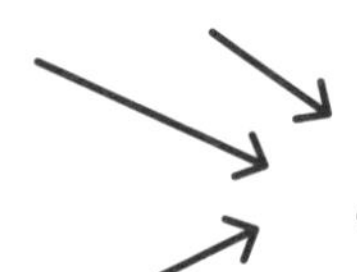

阿米卡·乔治

"自由月经"活动创始人

阿米卡·乔治出生于1999年，住在伦敦北部。她18岁时发起了一项请愿活动，要求当时的英国首相特蕾莎·梅向英国所有有资格免费获得学校食物的女孩提供免费的经期用品。听到女孩们因为买不起经期用品而缺课的消息，阿米卡非常担忧，她觉得这种情况应该改变。

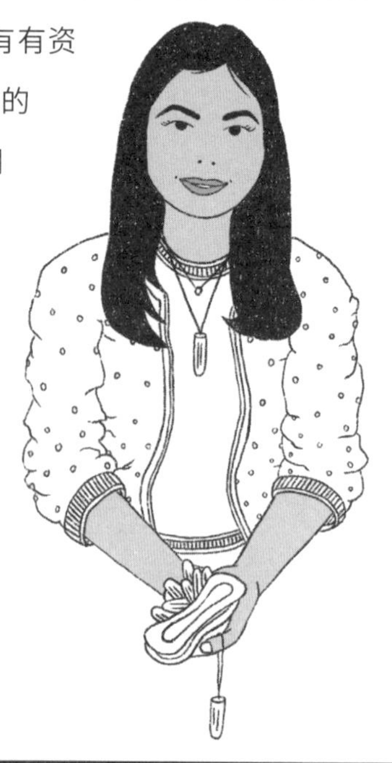

她没想到会有这么多人对她的请愿书感兴趣，短短几周，就有近2000人签名，一年之内，就有近20万人签名！

同年，阿米卡在伦敦组织了一场游行，超过2000人参与抗议经期贫困。这一行动，连同她的请愿和其他团体的活动，如“红盒子计划”和“美好月经时期”，促使政府采取行动。2019年，英国政府宣布所有英国学校都将免费提供经期用品。

阿米卡为自己所取得的成就感到非常自豪。当被问及她希望接下来还有什么改变时，她说，“我认为把月经和尴尬、羞耻联系在一起的想法将会消失。人们已经开始质疑认为月经恶心的观点。”

★ 呵护"红色"，迎接"绿色"★

在经期也可以保护环境

一次性护垫和棉条的发明在当时可能让人觉得是一个天才创举，但现在全世界越来越意识到垃圾处理的问题——而经期垃圾就是一个非常严重的大问题。

✶ 平均而言，女性一生要使用 5—15,000 个棉条和护垫。

✶ 一次性护垫的材料大约90%都是塑料。一包护垫相当于四个塑料袋——我们都知道塑料袋的影响了！

✶ 棉条也可能含有塑料！即使是不带导管的棉条也可能含有多达 6% 的塑料。另外，包装纸和导管通常都是塑料的。

✶ 在英国，护垫和棉条每年的垃圾填埋量高达 20 万吨。

✶ 全球每年使用超过450亿个棉条和护垫，制造了320万公斤垃圾。

✶ 海洋保护协会报告说，每清洁100米的海滩就会发现4.8个月经用品。其中大多数是通过冲入马桶而到达那里的。

✶ 棉条和护垫大约需要500年才能分解并实现生物降解。这意味着，如果是亨利八世的六位皇后用了这些，它们直到现在才会消失！

✶ 在生物降解过程中，塑料会产生细小的塑料颗粒，也被称为“微塑料”，它们会污染我们的河流和海洋，并对地球上的生命造成损害。

是不是够震撼？！那么你能做些什么呢？其实，在生活的方方面面尽量不要使用塑料是你能做到的最棒的事。如果你想要经期不使用塑料制品，但仍想用一次性的护垫或棉条，你可以尝试购买非塑料制成的经期用品。你可以在产品包装上查找诸如“不含塑料”“可生物降解”或“可堆肥”这样的文字。如果你找不到这样的，那含塑料成分最少的一次性经期用品是不带导管的棉条。

你也可以

改用可重复使用经期用品。可以试试月经裤、可重复使用护垫和月经杯。你可以参考第51—59页上的经期用品，这些也是更便宜的选择。

经期巨星！

艾拉·戴绪

“终结月经塑料”活动家

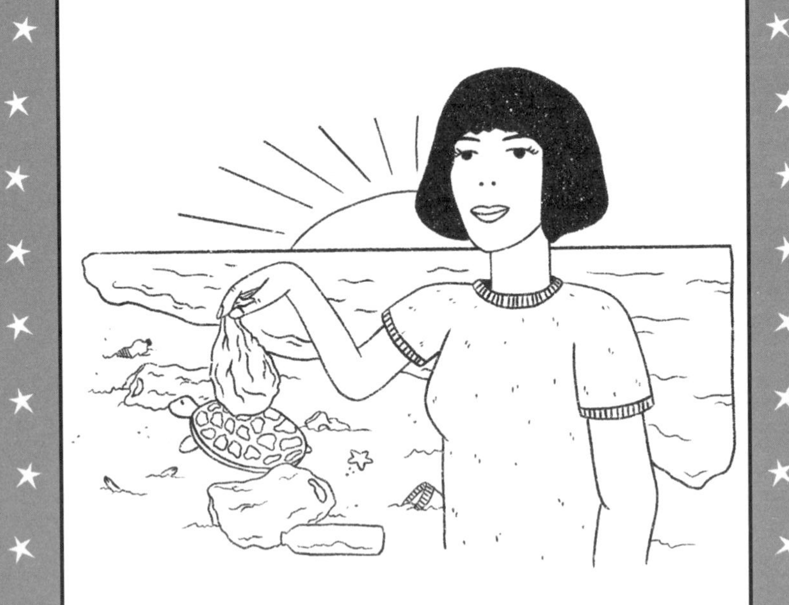

2018年，艾拉·戴绪在她投递邮件的本职工作过程中，注意到她所负责的邮件投递路线中垃圾

越来越多。她想采取行动，决定改变自己的生活方式，改用可重复使用的水瓶和化妆湿巾，而不是一次性的。大约一周后，当她来月经时，突然有了一个想法：每个女人在每个月经周期中会产生多少塑料垃圾啊。

艾拉决定行动起来。她发起了“终结月经塑料”的活动，呼吁大型超市和制造商从他们的经期产品中去除所有塑料。

她的请愿书有近25万个签名，迄今为止，她已说服英国的几家大型连锁超市停止生产自有品牌的月经棉条塑料导管，这样每年总共可节省超过17吨塑料！丽尔莱思、巨能连锁药业和莫里森连锁超市已开发并推出了自己的环保系列来响应该活动，让他们的客户有机会避免购买含有塑料的产品。艾拉希望其他公司也能尽快跟进。

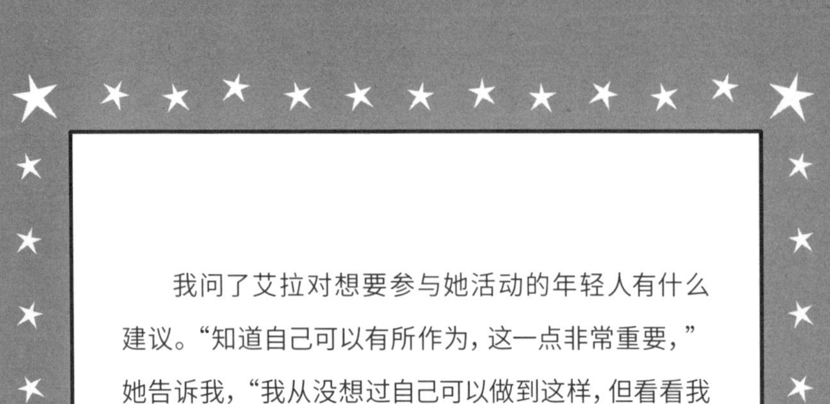

我问了艾拉对想要参与她活动的年轻人有什么建议。“知道自己可以有所作为，这一点非常重要，”她告诉我，“我从没想过自己可以做到这样，但看看我获得的成就！所以发出你的声音！开始和你的朋友讨论棉条和护垫中的塑料吧。这种讨论能引发意识、行动和变革的浪潮。强而有力！”

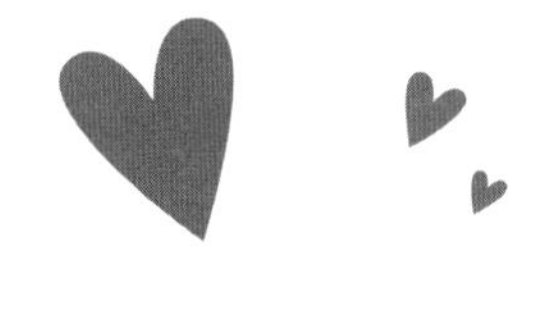

身体搭档盒

动起来！

现在我们会在电子屏幕前花费大量时间，但不要忘了腾出时间进行有趣的活动，去运动和伸展你美妙的身体。你不一定需要擅长体育运动才能享受运动本身，这只是为了发掘自己的爱好。

不如试试下面这些活动：

- 去散散步（可以的话，带上狗狗！）
- 游泳
- 与朋友在户外玩耍，例如抓人游戏，或者只是奔跑或赛跑
- 如果你住在海边，可以去海里玩（有大人保证你的安全）
- 跳舞（在课堂上或在你的卧室里！）
- 瑜伽（网上有很多视频可以尝试）
- 滑板
- 骑自行车或踏板车
- 尝试一项新的团队运动，如无板篮球或足球
- 园艺

任何活动都可以尝试，即使是在经期！

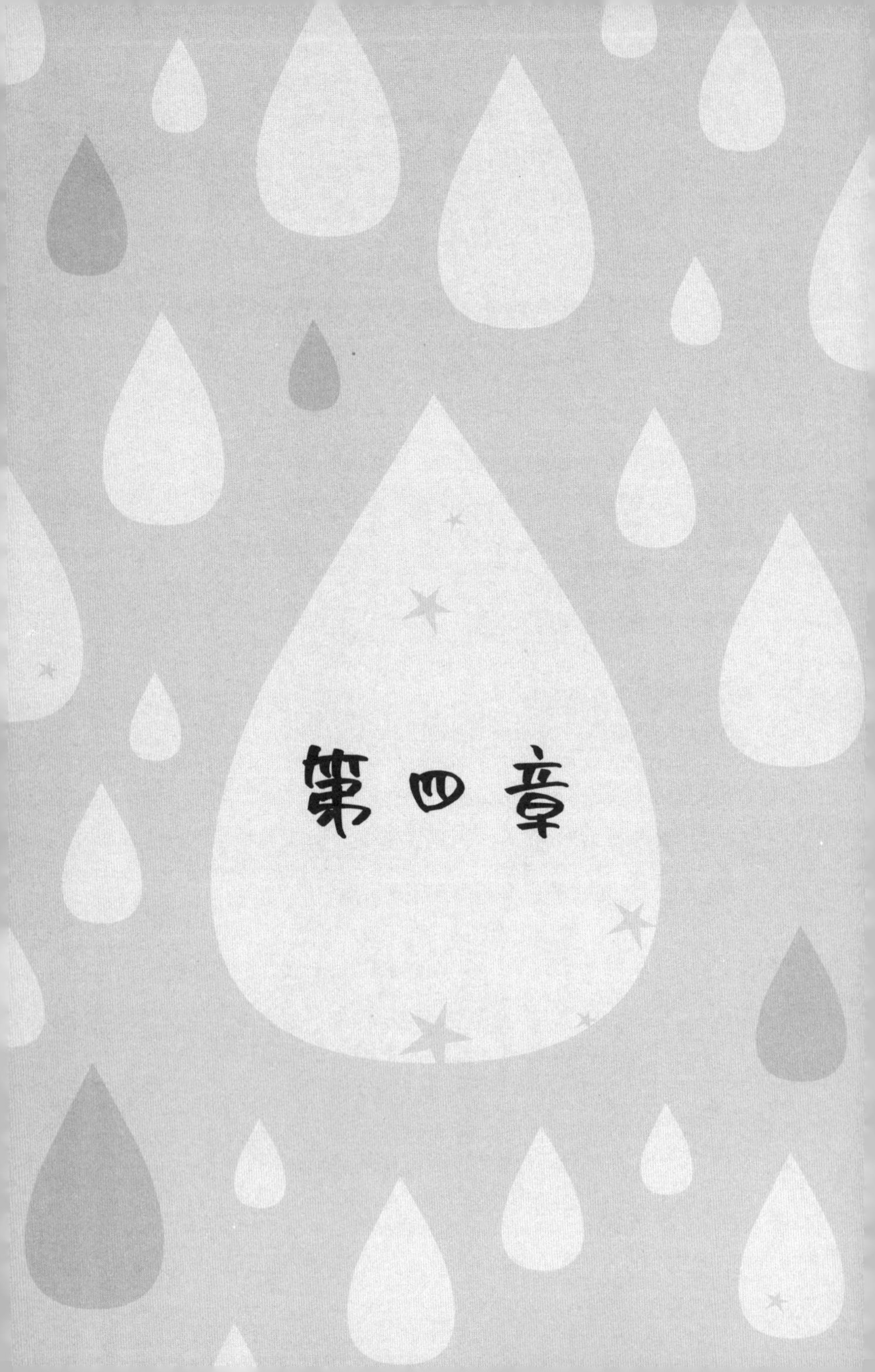

第四章

我的
初次月经

第四章
我的初次月经

初潮吐槽：掌握基础知识

通常，我们知道学校学期的重要日期、我们最喜欢课程的日期以及我们下一个生日的日期。但有一件事，我们无法用同样的方式预测——我们的初次月经。有些人把这称为“初经”，其实正确的词是“初潮”。

初次月经的年龄因人而异。有些女孩的初潮发生在8岁，但其他女孩可能要等到16岁。平均的初潮年龄是12或13岁。

你来初次月经的确切时间是最高机密——事实上，任何人都不知道具体是什么时候——甚至你自己也不知道！

这或许会让人感到非常有趣和兴奋，但也有点令人生畏。你可能有很多关于初潮的问题，比如初潮是什么样的，你如何知道它出现了，你应该怎么应对。让我们来看看其中一些问题，帮你缓解担忧，变得自信！学习解惑可以让你感觉更强大，事实上，有些人还会说

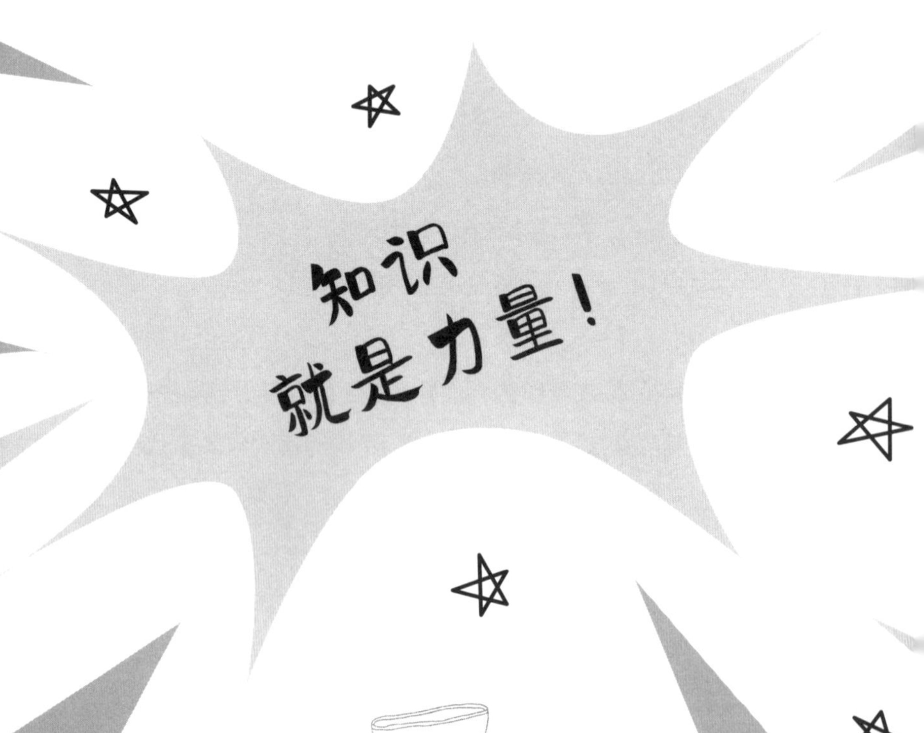

有哪些迹象预示我可能很快就会来月经了？

虽然无法确切知道你的月经何时开始，但现在是时候像一名经期侦探一样思考了。在第125—128页有更多关于这方面的内容，但简而言之，成为一名经期侦探就是要倾

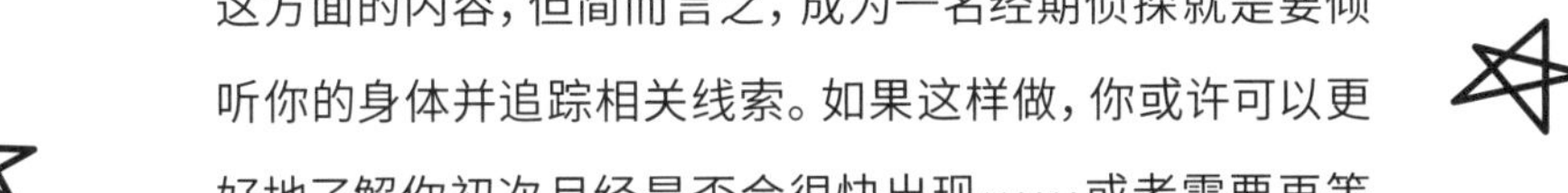

听你的身体并追踪相关线索。如果这样做，你或许可以更

好地了解你初次月经是否会很快出现……或者需要再等待更长的时间！但是，无论是你比朋友更早开始月经，还是你们同一时间出现，又或者你是你们小群体里最后一个来月经的——你都无须担心：这是因人而异的，来初次月经并没有“正确”或“错误”的时间。

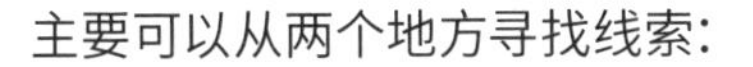

主要可以从两个地方寻找线索：

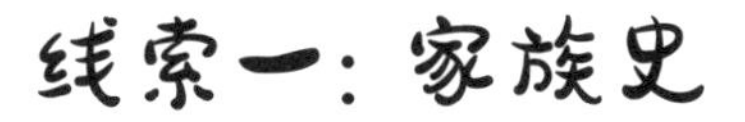

线索一：家族史

你可以和家族里的任何女性成员交谈，比如你的妈妈、姐妹、祖母或姨妈——你能知道她们是何时开始月经的吗？你的身体可能会有类似的情况，但也不能保证一定一样。

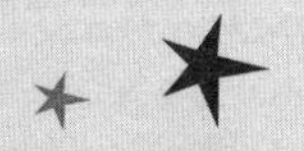

线索二：身体的变化

正如我们之前讨论过的，每个人的青春期都不一样，但它通常遵循类似的模式。

以下是需要注意的一系列身体变化：

乳头和乳房的变化

这通常是你首先会注意到的变化。这些变化预示你的月经可能在两到三年之后出现。

☑ 每个乳头下方形成一个坚挺的圆形隆起。可能一侧乳房会先于另一侧出现这种情况。这对小小的隆起被称为“乳蕾”，当你触碰它们时，可能会感觉有点酸痛。

☑ 每个乳头周围被称为“乳晕”的圆圈，变得更大，颜色更深。

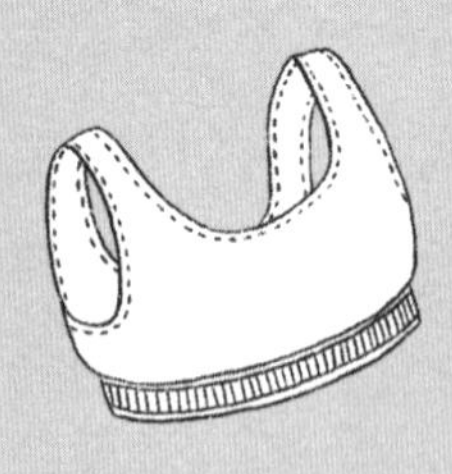

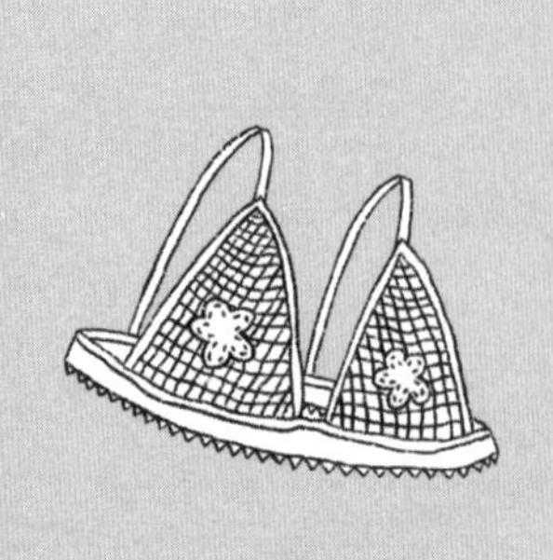

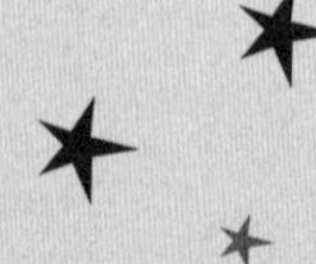

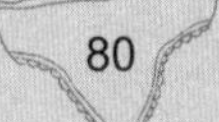

★ 额外线索，来自你的胸部！★

你知道吗……乳房的变化可以让你大概知道你的初次月经会什么时候到来，这取决于这些变化出现时你的年龄。很神奇吧！所以，如果乳房开始出现变化时，你年纪还比较小，比如说8岁左右，这通常意味着你的月经可能要三年之后才会到来。但如果你年纪稍大一点，比如说13岁后胸部才出现变化，那距离你初次月经到来的时间通常会更短一些，可能一年内月经就会来了。如果你的乳房在这中间的某个时刻开始发育，大概在10或11岁时，你可能在两年内会来月经。虽然这并不是精准的科学理论，但这些绝对是有价值的线索！

阴毛

这通常是你注意到的第二个变化。

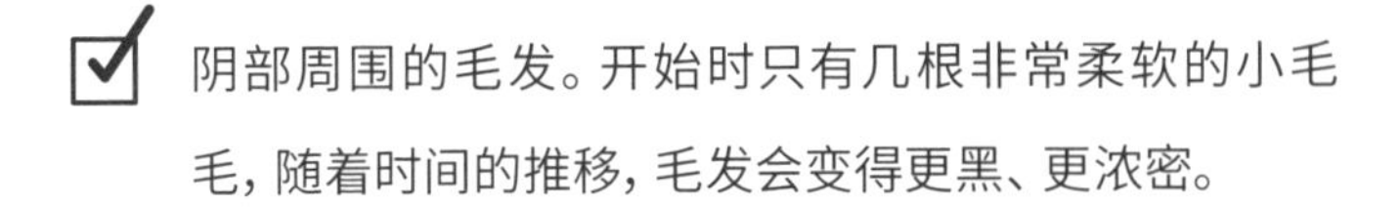

阴部周围的毛发。开始时只有几根非常柔软的小毛毛，随着时间的推移，毛发会变得更黑、更浓密。

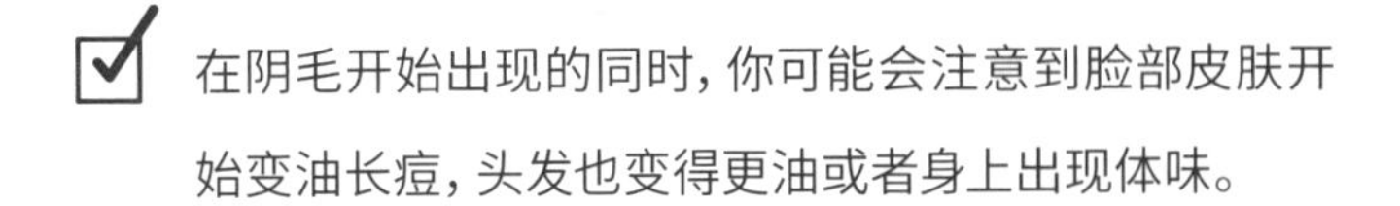

在阴毛开始出现的同时，你可能会注意到脸部皮肤开始变油长痘，头发也变得更油或者身上出现体味。

身材

这通常是你最后注意到的变化。

- ☑ 随着你的乳房越来越大，你的臀部可能也会变宽。相比不久之前，你可能需要更大的内裤和裤子。

- ☑ 你可能会注意到你倏忽之间就长高了。如果你迅速蹿高，这可能预示你的月经大概在6个月到一年内就会到来。

- ☑ 你可能会看到身体的其他一些变化，因为你的身体可能变得更有曲线、更柔软，你个子也变得更高更大。

- ☑ 你的外阴也会发生变化。如果你正在镜子中观察你身体的这个部位（参阅第 31 页），你可能会注意到大阴唇和小阴唇也在发育变大，而阴蒂也稍微变大了一点点。

阴道分泌物

在月经周期的不同阶段，阴道会变干涩或变湿润，你后面会在第148—158页上了解到更多相关信息。在阴道最湿润的那几天，阴道分泌的液体类型——有时也称为分泌物——可能大不相同。有时可能是稀薄的水状液体，有时则是黏稠状物质。在初次月经前6个月到1年内，你可能会注意到阴道变得更为湿润，然后随着初次月经的时间逐渐到来，你还会注意到内裤上出现了不同类型的分泌物，这表明你的月经周期即将开启。

所以，真的没有办法知道我第一次月经什么时候会来吗？！

对不起！真的没有。但是，如果你倾听你的身体，你可能会注意到其他更微妙的线索——既能提示你初次月经可能马上要来了，也能告诉你之后会发生什么。比如，你可能会感觉自己精力有所改变。你还会注意到自己情绪的变化，例如更爱哭鼻子了、更容易生气或者变超级开心。你脸上可能会长小痘痘、胸部变软或者观察到阴道分泌物发生变化。你可能会觉得小肚子胀，或者下腹部（子宫所在处）感觉不舒服或绞痛。有些女性说她们甚至有一种所谓的第六感，预感到马上要发生某件事情。这种情况是指你只是知道，但无法真正解释你是如何知道的。

了然于心
正是如此。

但即使你接收到了身体发出的讯号，或者直觉乍现，但初次月经真正出现时仍然会让你大吃一惊。某天，你只是随便看了一眼内裤或者床单，就突然看到了经血。不过这种“不知道”并不需要担心，因为读完本书后，你会确切知道当那一刻来临时，你该如何应对。

我该怎么做才能做好准备？

做好准备可以缓解你的担忧。这适用于生活的方方面面，月经也不例外！阅读本书就是一种非常好的准备方法。整理好你的初次经期工具包（参见第104—107页）并把它随时放在书包里，这也会有帮助。除此以外，别的都不用做！享受等待生活开启新阶段的兴奋吧！

我怎么知道月经已经来了？

你可能会感到双腿间有点湿漉漉的，如果这时你在学校，上课时感觉可能来月经了，你可以询问老师是否可以离开一下，去厕所很快地看一眼。你可能会在上厕所时注意到来月经了，并且擦拭后在厕纸上看到了血。也有可能你晚上来了月经，然后醒来发现睡衣或床单上有血。

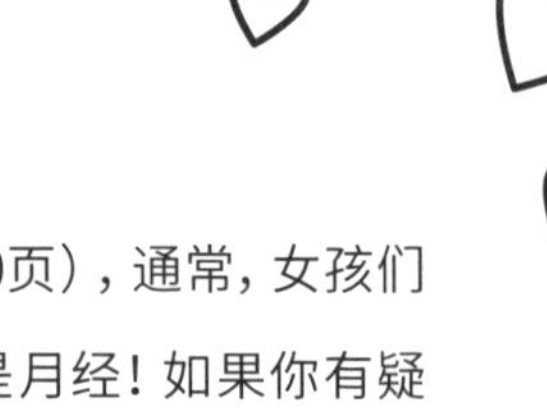

有些初潮量很“少”（见第89—90页），通常，女孩们一开始并不确定“这就是”，或者不是月经！如果你有疑问，无论何时都在内裤里垫上护垫，然后继续日常生活。如果没有其他情况发生，则可能是排卵期出现了一点流血（参见第134页），或者可能只是你之前擦拭的时候便便和分泌物混在了一起，或者你擦拭的方式不对导致少量便便混进去了。有的女孩初潮量就很“大”，这样的好处是很容易确定初潮来了，但会有点让人不知所措。请记住，月经因人而异，体验初潮的方式没有对错之分。如果你有点担心或需要帮助，请与你信任的朋友或成年人聊一聊。

初潮是什么样的？

你可能觉得经血是番茄红色，就跟你割伤自己时看到的血一样。但你的月经并不总是这样，即使你长大了一点，你的月经周期已经稳定下来。初次经血——以及所有的经血——看起来都有可能是暗红色、褐色、铁锈色或者粉红色，而不是鲜红色，尤其是在经期第一天。但也有可能是番茄红色！每个人各不相同，不过随着你对自己的月经和经期愈加了解，你会慢慢知道对你来说什么颜色是正常的。

当月经真正来临时我该怎么办？

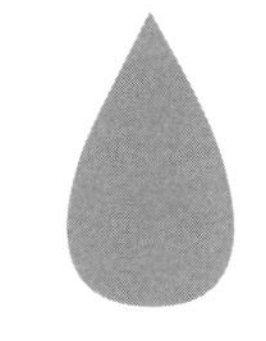

如果你觉得月经已经来了，你可能会想用厕纸、纸巾或湿巾来清洁一下。如果需要，你也可以换一下内裤，然后用上你选择的经期用品。

初次月经应该用什么？

对于初次月经，不存在“正确”或“错误”的经期用品，你可以阅读第三章了解不同用品的所有信息。许多女孩在她们初次来月经时使用护垫，之后随着她们更加了解自己的月经，她们会尝试其他产品。

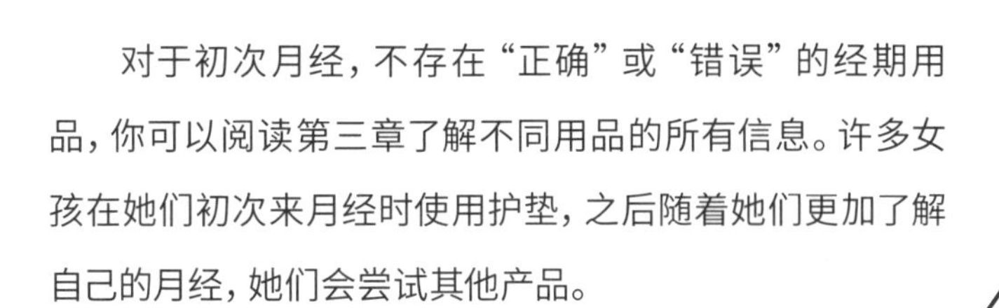

有些女孩觉得初次月经时使用月经杯和棉条这样的置入式产品不太舒服，特别是当月经量比较少时。这是因为阴道比较干涩时，很难插入和取出这些用品。有些人喜欢坚持使用护垫和月经杯这样的用品，因为她们可以观察经血，这有助于她们留意到自己月经量的任何变化。你可以和朋友及大人们一起讨论决定你最习惯用哪种产品，这也很棒。

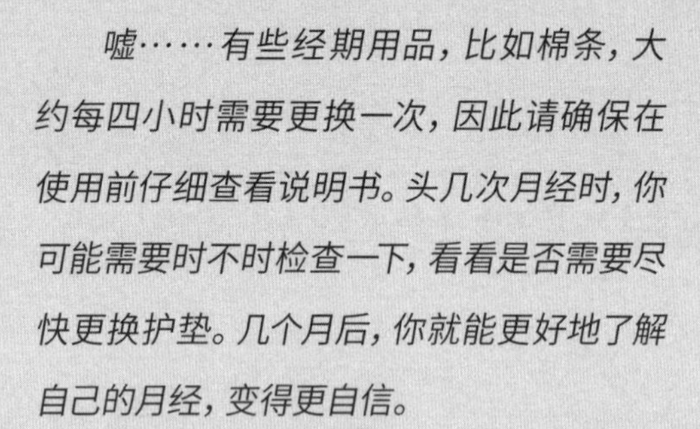

嘘……有些经期用品，比如棉条，大约每四小时需要更换一次，因此请确保在使用前仔细查看说明书。头几次月经时，你可能需要时不时检查一下，看看是否需要尽快更换护垫。几个月后，你就能更好地了解自己的月经，变得更自信。

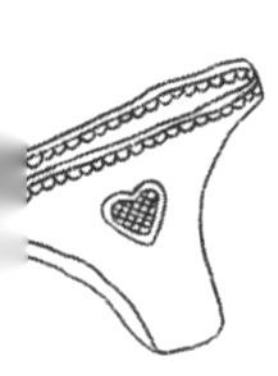

“月经量”是什么？

你可能见过或者听过像“量少”“量中等”及“量大”这样描述月经的词。“月经量”基本上是指你每次月经的经血量，并且因人而异，因月经不同阶段而异。

大多数人在经期开始时量比较大，经血会多一些，到经期快结束时会变少，也就是经血会减少。这也意味着经期第一第二天你需要选择适合“量大”的用品，然后更频繁地更换。夜间经血量也可能比较大，如果是这样，你要确保你选了夜用的及适合量大的经期用品，然后在床单上垫上旧毛巾，以防万一。

你可能会注意到晚上的时候量会比较少，那是因为你是躺着的，但当你早上站起来时，重力让你的经血量一下子突然变大——这可能会让你大吃一惊！有些人月经量非常大，特别是在青少年时期当她们的经期还没稳定时。另一些人则量比较少，也就是经血不太多。如果你经血量很大，或者你的经血量有任何变化，一定要照顾好自己，比如吃好睡好。如果你出于任何原因有点担心自己的经血量，你可以考虑和身边的大人讨论一下这个问题（有关月经问题的更多信息，请参见第178—182页）。

我的月经会持续多久？

这因人而异，但大多数人的月经会持续三到五天，有时稍短一些，有时则稍长一些。

我多久来一次月经？

每个人来月经的频率都不相同，但平均而言，月经每29.3天出现一次——差不多就是每月一次！在第122页上有更多与此相关的信息。

如果我的月经没有来怎么办？

几乎所有女孩都会在16岁之前来月经。极少数女孩可能由于身体原因（如解剖学原因、体重太低或激素因素）而不来月经。如果你担心月经迟迟不来，你总是可以和你信任的成年人进行交谈。

一旦开始来月经，我就每个月都来吗……就是说……永远都来？

不会哦。如果女性怀孕，特别是如果她们的宝宝是母乳喂养，月经通常会停止，一段时间后才会重新开始。除了这种情况，月经差不多每月一次，直到50岁左右。这时，月经出现频率会变少，并且逐渐停止，这个阶段在你的人生中被称为绝经期。绝经后，女性就不能再生育了。50岁对现在的你来说可能听起来很老很老，但实际上，当你50岁时，你完全不会觉得自己老，并且月经停止后，你仍然会有另一段完整的人生。

还在担心吗？让我们破解一些谜题！

你可能听说过一些和月经有关的传言，并对此担忧。但是如果你在学校走廊上听到的并不是百分百正确呢？让我们看看一些常见的月经谜题，然后一起来破解吧！

谜题一：月经会出很多血！

嗯，首先，如果你读过第39页，你就知道月经不仅仅是血液！可能有人告诉你每次月经大概会流30—50毫升的经血（或两到三汤匙的量），但这并不是全部。月经还包含了子宫内膜组织（看上去很像血，但是成分上来说，它和血是不一样的！）。血液和子宫内膜组织混在一起后，你的整个经期会流大概80—100毫升的经血。

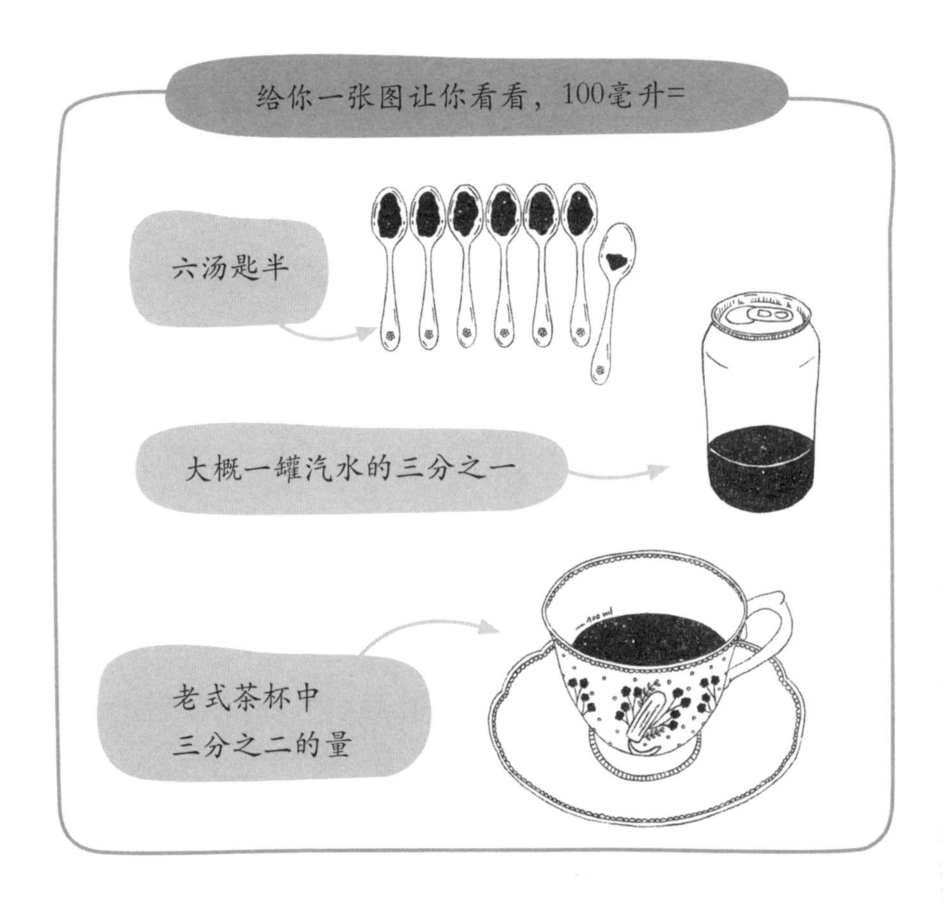

请记住——这是整个持续3—5天经期的所有量。

不过，你知道的，如果你打翻了只剩一点底的果汁瓶，即使只剩一点点，看上去也像一大摊。一两茶匙的经血看上去就已经很多了！不要惊慌，记住它实际上没有看上去那么多，如果感觉经血真的很多，或者你真的很担心，告诉你身边的大人或者向你信任的另一个成年人寻求帮助。

✶ 谜题二：来月经很痛！

好消息——你初次月经可能根本不会痛，或感觉不舒服，或肚子“绞痛”。之后，你可能会经历完全不痛的经期，或者每个月只有一两天会感觉有点疼或绞痛。但是，这种疼痛不太会严重到你无法去上学或妨碍你日常活动。剧烈的疼痛可能表明事情有点不对劲。有关“经期痛”的更多信息，请参见第178—182页。

✶ 谜题三：每个人都会知道你来月经了

你可能会对来月经这件事感到兴奋，并想告诉你的妈妈、爸爸或其他你生活中重要的大人。你可能还喜欢和朋友们分享这个消息——也许她们已经来月经了，而你一直在等待加入这个月经小组！还有可能你是第一个月经小组成员和创始人，这真是一项殊荣！

不过，除非你告诉他们，不然没人会知道你来月经了。

你看起来不会有任何不同，也应该能参加任何你想要参加的活动，就跟平时一样。你不用急着告诉别人，可能需要先花点时间理理思路。你打算告诉谁，什么时候告诉他们，怎么告诉他们，这些都完全

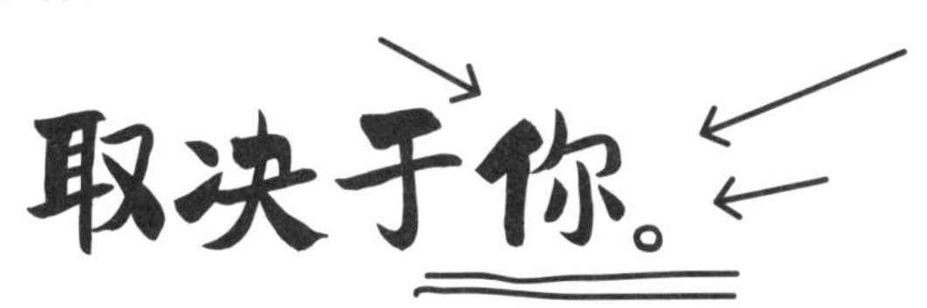

而且你绝对不需要告诉数学老师或者坐在教室最后排的男生！只告诉你想告诉的人就可以了。

谜题四：你现在是女人了

当你开始来月经时，有些人会跟你说

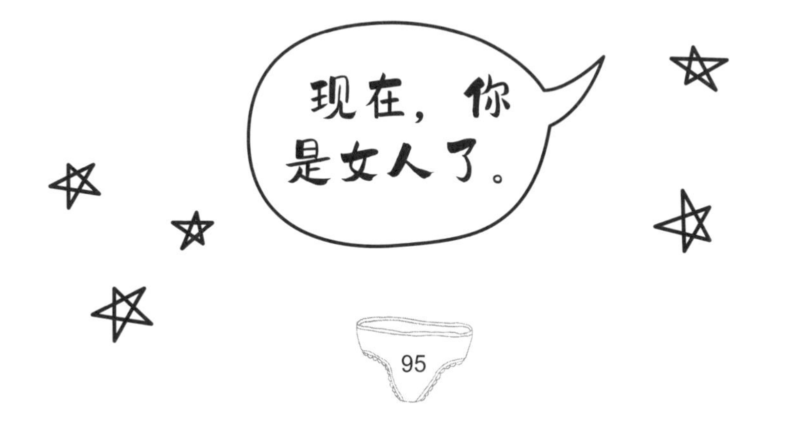

这就像那个特殊的仙女教母带着第一滴经血再次出现，用魔杖轻敲你一下，就神奇地改变了你！但在现实中，长大是一个非常渐进的过程，你的初潮只是其中的一小部分。来月经确实是你从儿童转变为成人的一个迹象，但这不会在一夜之间改变你的身份。你仍然是来月经之前的那个人，如果你愿意，你依然可以继续以原来的方式享受你的“童年”。

同样重要的是，要记住成为一个女人并不意味着必须限定你的行为举止或穿着打扮。女性可以留长发或短发，也可以化浓妆或不化妆。她们可以随意打扮，可以做任何工作，也可以参加任何运动。对此没有规则，你如何表达自己完全取决于你。

身体搭档盒

镜子练习

每天花点时间向镜子中的自己问好。你可以在洗手、刷牙或者在浴室或靠近镜子的任何时间做这个练习。照镜子时停留片刻，与自己进行眼神交流。对镜中的自己说一些积极的话，例如“猜猜谁数学考试考得很好！”或者“你今天也是一个很好的朋友！”。然后告诉自己，“你是让人惊艳的存在”“你足够好”或者“你勇敢又强大”。想想还有什么其他美好的词语，可以对镜中的自己说，每次照镜子时都可以养成在脑海中对自己诉说的习惯，甚至可以大声说出来。

★ 与大人谈论月经 ★

“我来月经了！！！”在某个时刻，你不得不对着大人讲出这句话，所以最好考虑一下怎么做这件事。你的家庭氛围可能很宽松，大家都能敞开心扉谈论很多事情，但也可能不是这样。

事实是——有些大人可能会觉得谈论月经有点尴尬！这是因为，他们的成长过程中，迫使人们对月经保持沉默的压力要大得多。即使这种情况已经开始改变，月经仍旧是一个让某些人感到有点害羞的话题。

与你信任的大人谈论月经真的很好——他们可能会提供一些有用的信息，甚至还会跟你讲一些有趣的故事。他们可能会开启对话，但如果他们没有，为什么不做开启对话的第一人，表明你不会为谈论这件事感到尴尬呢？

可以看看这些小建议：

- 如果可以的话，在初次月经来临前就先聊聊月经吧。如果你在来初潮前就和大人们聊过月经和青春期，等初次月经来时再跟他们讲就容易得多。
- 保持随意的态度！试着在汽车旅行中或者依偎着看电视的时候问一个小问题。

★ 广告或者节目中的故事情节可以帮你打开话题，你可以问“你们大人初次来月经时是什么样的？”

★ 不要撇开爸爸！你爸爸或其他男性成年人也有很多和月经打交道的经历，会很感动于你和他们一起讨论这个话题。

★ 如果你觉得无法和父母中的任何一方谈论月经，可以尝试找其他你信任的成年人，比如你姐姐、阿姨、你最喜欢的老师或者邻居。

★ 用这本书试试！你可以说，“妈妈，爸爸……你们听说过露比·考尔这个人吗？”（参见第200—202页）。然后你就可以开启家庭讨论，震撼你爸妈，比如说说为什么人们只会对经血如此害怕，而不是其他类型的血，还可以谈谈你学到的其他一些神奇的知识。

嘘……如果你需要与其他成年人谈论月经，比如需要告诉老师你不能或不想参加体育活动或游泳课程，或者你需要向医生提及月经，记住——他们是专业人士，所以没关系的！他们会理解你，并且在你之前已经与很多女孩进行过类似的对话。即使你觉得尴尬，他们也绝对不会。所以勇敢地说出来吧。

★ 快乐时刻！★
庆祝你的初次月经吧

在世界上许多不同的地方，初潮都是值得庆祝的。**在巴西**，亚马孙蒂库纳部落的女孩在初潮来临时，会在自己家的私人房间内度过三个月到一年的时间。这段时间被称为“佩拉宗”，女孩们会被教导先了解她们部落的历史、音乐和信仰，然后再以盛大的庆祝方式欢迎她们回到自己的社群。

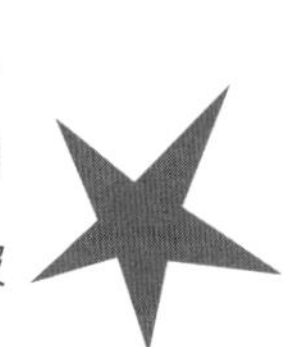
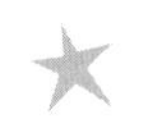

在北美，阿帕奇部落有一个精心设计的仪式，称为**日出仪式**，女孩们穿着特殊的服装度过四天四夜，她们跳舞、跑步以展示力量，唱歌并演绎变化中的女人的故事，分享特殊的食物并庆祝自己向成年女性的转变。

在加拿大，名为努察胡斯的部落会带着年轻女性出海庆祝——当她游回岸边时，整个村庄都在注视着她并为她欢呼。

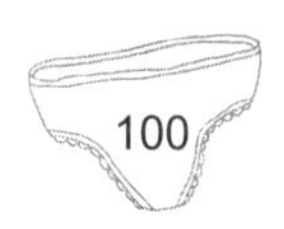

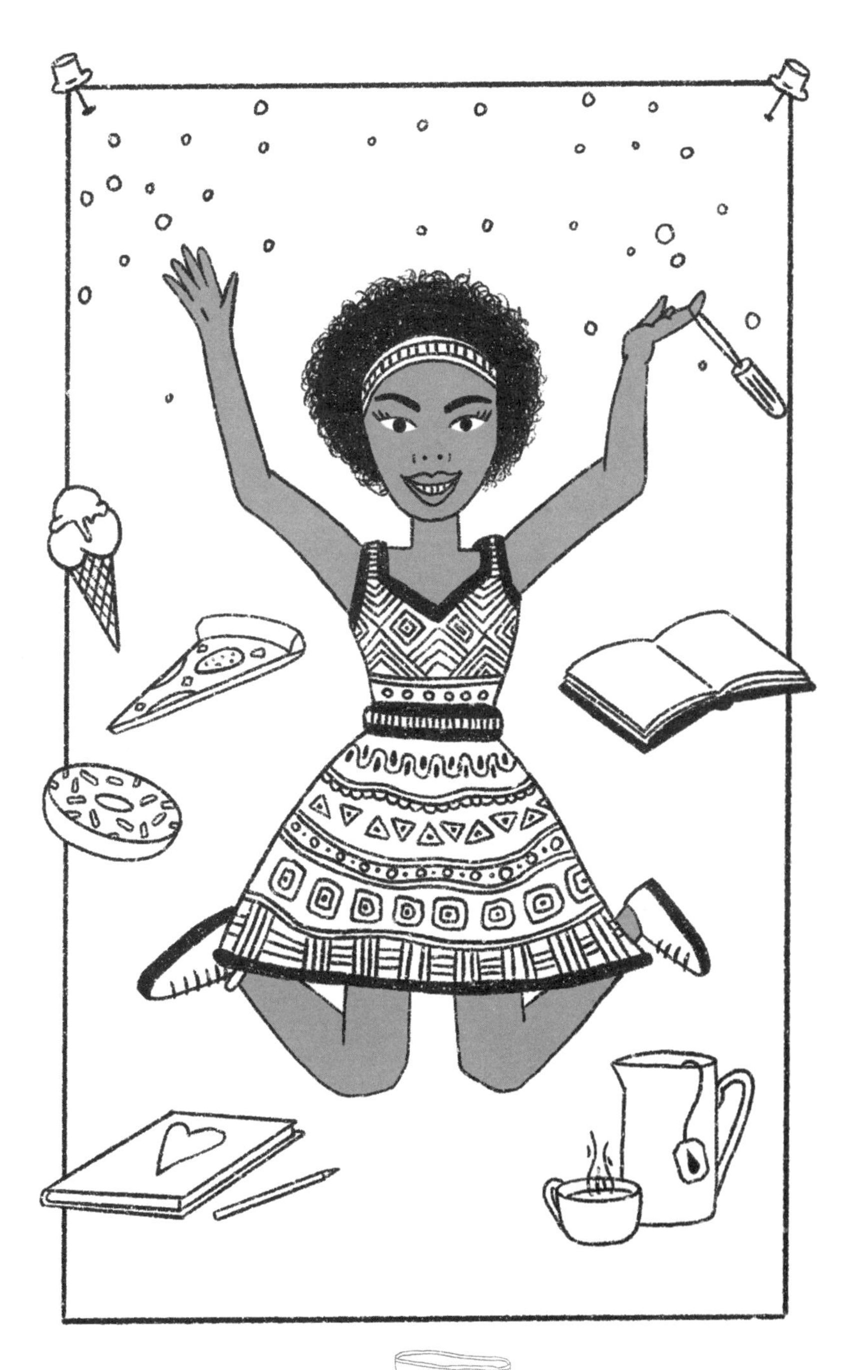

在南印度，有种仪式叫“**利图卡拉萨姆斯卡拉**”，年轻女孩们会参加一个特别的派对，收到花环、礼物，并且初次穿上一种特别的衣服，称为“半纱丽”。

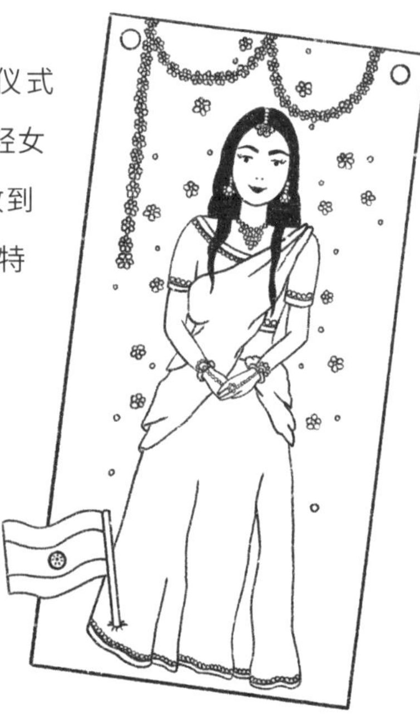

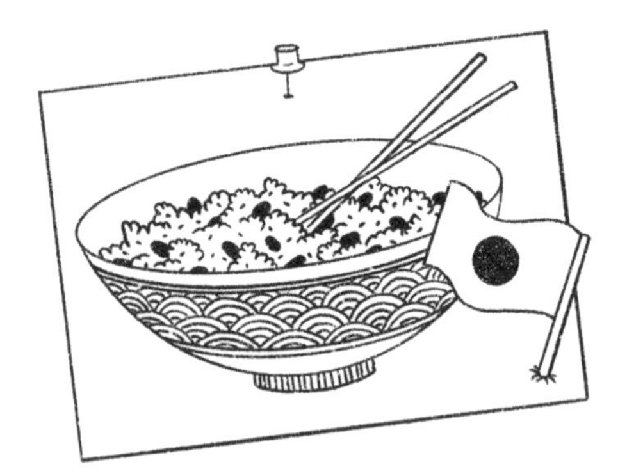

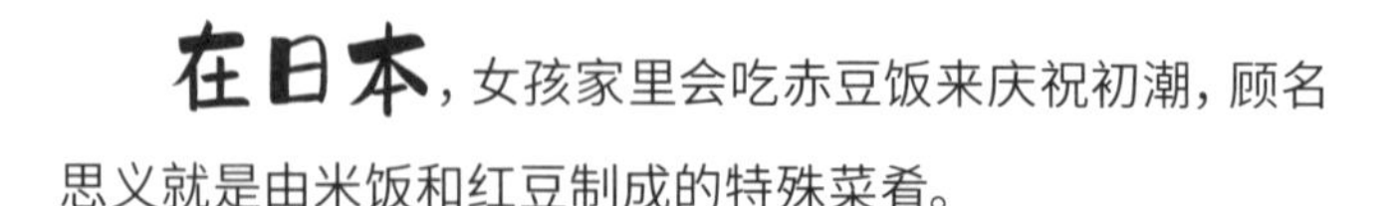

在日本，女孩家里会吃赤豆饭来庆祝初潮，顾名思义就是由米饭和红豆制成的特殊菜肴。

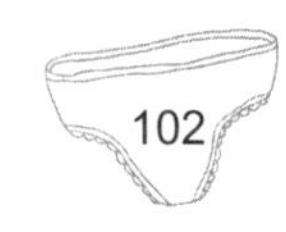

如果你的本土文化中没有类似的仪式，那么庆祝初潮来临对你来说可能听上去有点奇怪。但你仍能做些事情，即使是很小的事情，来纪念这个时刻，这真的很美好。以下是一些建议：

- 与闺密的宠爱会
- 尝试化妆
- 去看场电影
- 跑出一个新的成绩
- 在河里或海里游泳（有大人陪同保证你的安全）
- 在浴室里设一个水疗日
- 吃很多巧克力
- 边喝茶边享用你最喜欢的食物
- 尝试一些你一直想尝试的新事物
- 开始写新的日记
- 创作一个故事或一首诗
- 偷懒一天看你最喜爱的电影
- 穿红色衣服
- 给手指甲或脚指甲涂上自己喜欢的红色指甲油

★ 准备好： ★
初次月经收纳包

这是一项非常有趣的活动，可以帮你为初次月经做好准备！我们的想法是你只需要准备一个小小的收纳包，以防你外出游玩、在学校或旅行的时候初潮突然来临。

这是你需要收集放到一起的东西：

★ 一个袋子

不需要很大——大概20x15厘米就可以了，但你如果想把备用的紧身裤也放进去，你就需要大一点的袋子。如果你比较心灵手巧或者想升级改造某个旧袋子，你可以考虑自己做一个。把这个袋子放入书包，一直带着，以便你在最需要的时候知道它在什么地方。

你的经期用品

这个袋子里最重要的东西就是你初次月经时感觉自己最想要使用的经期用品。两个护垫（一次性或可重复使用的），或者月经裤，或者月经杯，或者几条棉条，或者其他用品。如果还有空间，也可以在里面放一个备用护垫或棉条来帮助有需要的朋友！

湿巾

如果你的初潮不期而至，你可能想要或需要清理自己，所以把湿巾也放进去吧。你可以购买一包独立包装的湿巾，因为它更轻也更容易放进你的袋子里，所以很实用。如果想选生态友好产品，你可以购买可重复使用的布巾，使用后需要将其装入“湿物袋”中带回家（参见第106页）。

备用内裤

初次来月经可能会弄脏你的内裤，所以准备一条备用内裤放袋子里，这样你可以更换以保持舒适。如果你愿意，也可以把紧身裤或短裤卷起来放进去，以应对经血沾到外层衣物上的情况。

✶ 湿物袋

这个袋子用来放你用过的内裤或布护垫。标准的塑料冷冻袋，或小一点的布袋就可以。有些可重复使用护垫生产公司也出售湿物袋，这种是由防水可水洗材料制成的小袋子，可以放任何用过的布巾、布护垫或者月经裤。这样可以确保东西都好好的，直到可以洗涤。

✶ 犒劳自己！

为什么不在初潮来临这个特殊的日子准备一些特别的东西犒劳自己呢？在下面这些东西里挑一个怎么样：

- ☑ 你最喜欢的迷你巧克力棒
- ☑ 味道清新的新润唇膏
- ☑ 下次上课用的新智能钢笔或铅笔
- ☑ 对你有特殊意义的项链或手镯

你的妈妈、爸爸或其他大人可能也想在你的初次月经收纳包里放些东西。也许他们想给你写一封信，密封在信封里，只有你初潮来临时才能打开？！

嘘……你初潮来临后，仍需要在包里放一个经期用品包。来月经的前两年可能不太规律（参阅第122页），所以最好做好准备！大多数女性和女孩会在手提包里放上经期用品，这样她们就不会措不及防。如果你真遇到了这样的情况，别担心，我们都有忘记补充用品的时候……

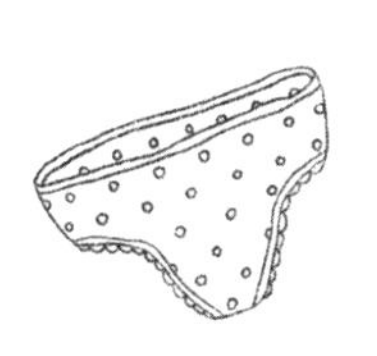

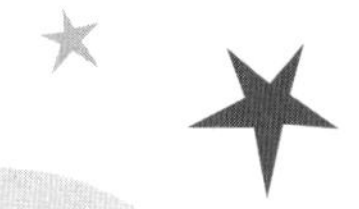

没有经期用品包怎么办？

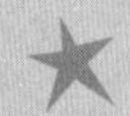

如果月经突然来了，但你没有任何需要的用品怎么办？

★ 建议一：找自动售货机

一些公共厕所有自动售货机售卖单包护垫或棉条。如果你有零钱，这是一个选择。

★ 建议二：寻求帮助！

如果你在公共厕所或学校厕所，可以向其他女性或女孩寻求帮助。她们会非常乐意帮助你，而且她们肯定也遇到过同样的情况，并且自己在某个时刻也得到了其他陌生人的帮助。你只需要说，“不好意思，我来月经了，但我没有护垫——请问你有吗？”

★ 建议三：手工叠一个“护垫”！

这是女孩们多年来一直用的一个小妙招。只需要把若干层卫生纸卷起来，垫在内裤里直到回家或去商店替换。如果你担心它会从内裤里掉出来，你可以把卫生纸的顶端轻轻推入阴唇内让它固定住。这种救急法不适合打无板篮球比赛或去蹦迪，但应对紧急情况足够了。

经期巨星！

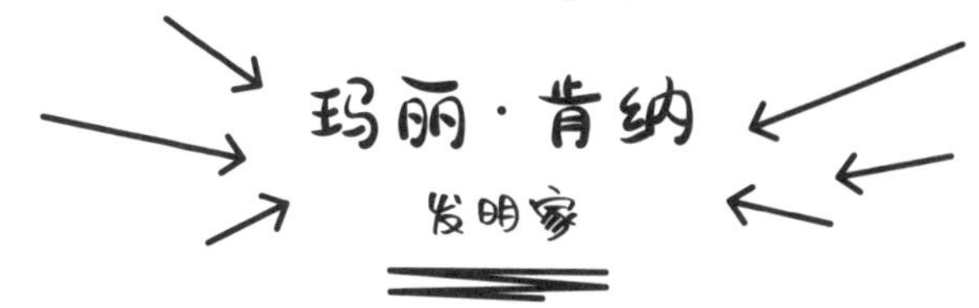

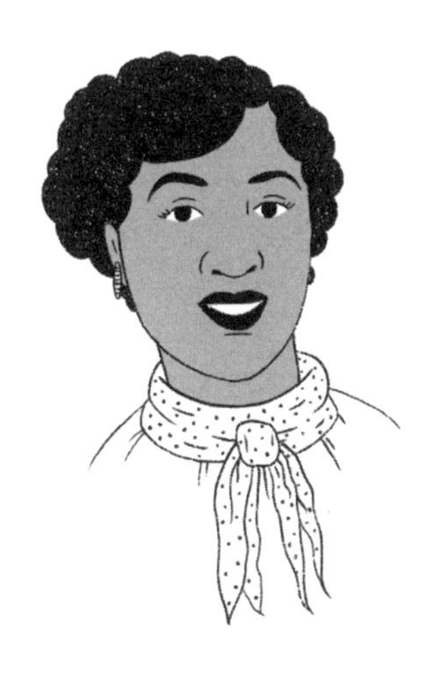

玛丽·肯纳于1912年出生于美国北卡罗来纳州。当她还是个小女孩的时候，就已经拥有了一种不可思议的能力——看到问题，会马上思考解决的办法。如果某个东西不能正常工作，玛丽不会感到沮丧，反而认为这是一个改善她所处世界的好机会。例如，当门不断发出咯吱咯吱声时，她就开始思考如何制作一个铰链，可以自动加润滑油！当她注意到雨水顺着雨伞滴落到地板上时，她发明了一种附在伞尖上的海绵来避免这种情况发生。

所以，在月经这件事上，玛丽理所当然地看到了巨大的改进空间！当时，女性经期仍在使用简单的边角布料和布垫，但玛丽一番忙碌，发明了“卫生带”，这是一种可在经期穿戴的可调节腰带，内置了口袋放吸水垫。

1956年，玛丽的腰带获得了一项专利——这是

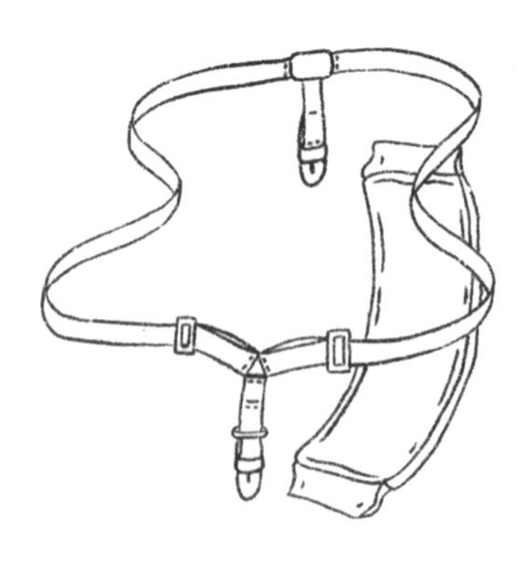

一种确保没有人可以复制你的设计的特殊方式。这对她来说既困难又昂贵，当一家大公司对她的发明表现出兴趣时，似乎她能因此得到回报了。然而，因为玛丽是非裔美国人，在当时黑人的待遇很差，所以后来公司决定不与她合作了。她的专利随后到期，这意味着任何人都可以使用这种腰带设计，这种腰带流行起来——尽管玛丽从中未赚到一分钱。

玛丽并没有因此气馁。她一生都在不断发明创造，申请的专利比历史上任何其他非裔美国女性都多！她的卫生带直到20世纪80年代还在被广泛使用，她于2006年去世，享年94岁。

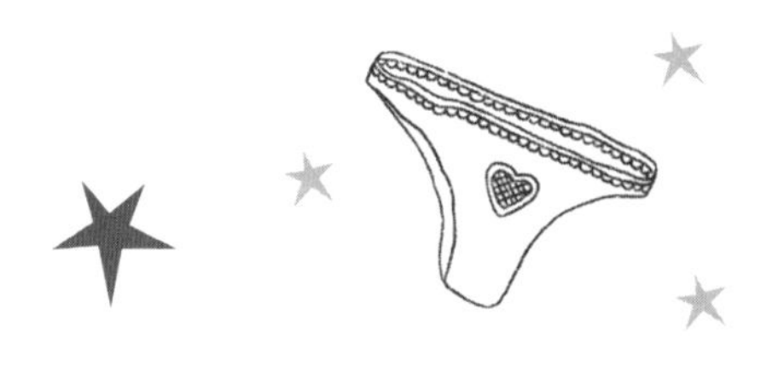

★ 月经商品！ ★

就像玛丽·肯纳的腰带一样，经期用品在不断推陈出新，并不只有护垫！有越来越多有趣好玩的经期物品可供选择！例如：

月经珠宝

从精致的红色宝石手链到红色的棉条和护垫形状耳环，你可以在网上找到各种月经主题珠宝、徽章和别针。它们是庆祝月经的好方法。

经期订阅盒

你可能已经订阅了手工创意或科学项目的订阅盒——但有什么比每月收到订阅盒更能体现月经周期呢？每个月，你会收到寄给你的布垫、一次性护垫、棉条或精选品，通常是有机材料制成的，有时盒子里还会有巧克力等小零食，而且通常也会有针对经期贫困的内置公益捐助（参见第65页）。

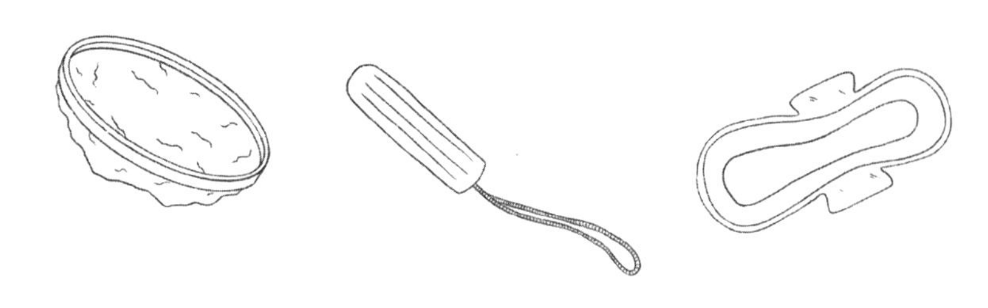

月经科技

月经小工具是未来的发展方向（也许下一个就是你发明的？！）。从能告诉你量已满并能追踪你经期的“智能”月经杯和棉条，到夹在内裤上的止痛脉冲器，再到帮助你追踪经期的应用程序和健身手环，月经仪器的领域在不断扩大！

（目前还没有在你需要时帮你把被子和比萨拿过来的小玩意儿被发明出来的消息传出！）

经期巨星！

阿鲁纳恰拉姆·穆鲁加南萨姆

"护垫侠"

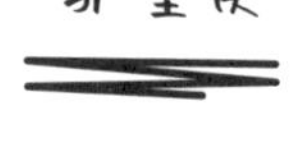

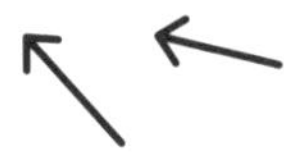

阿鲁纳恰拉姆成长于印度，家境贫困，14岁就辍学了。有一天，他看着妻子收集报纸和破布用于经期，因为他们买不起护垫。和许多发明家一样，他认为"一定有更好的方法"。他开始着手研究如何制作他的妻子和像她这样的女性可以轻松负担的经期护垫。很多人嘲笑阿鲁纳恰拉姆居然对月经感兴趣，甚至他的妻子和姐妹也拒绝帮助他。他甚至不

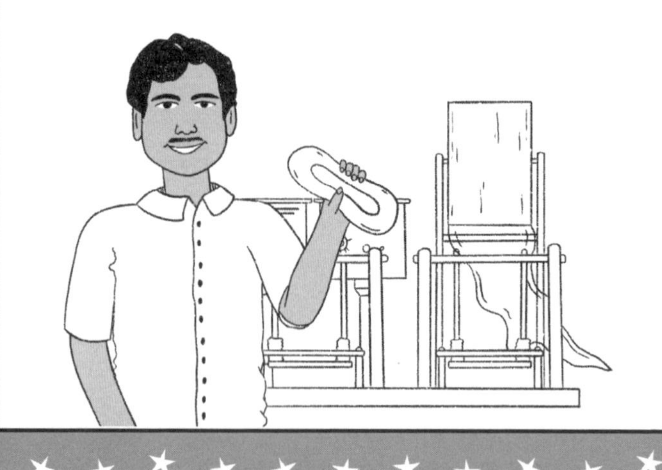

得不自己使用护垫来进行测试！不过，最终他发明了一种可以制造护垫的低成本机器，并将其带到孟买的一个大型展示会上，他在那里赢得了奖项和资金资助。阿鲁纳恰拉姆没有出售他的发明来赚钱，而是选择将他的机器提供给低收入妇女群体。接下来的事大家都知道了：阿鲁纳恰拉姆的护垫制造机改变了印度农村许多妇女的生活，为她们创造了制作护垫的工作机会，并确保她们可以获得护垫，这样她们在经期也可以继续工作。

阿鲁纳恰拉姆的故事如此精彩，以至于很多人制作了相关的电影和纪录片。有些人甚至称他为“护垫侠”，这也是一部讲述他人生故事的宝莱坞大电影的名字。

你能发明什么
经期用品呢？

第五章

精彩纷呈的月经周期

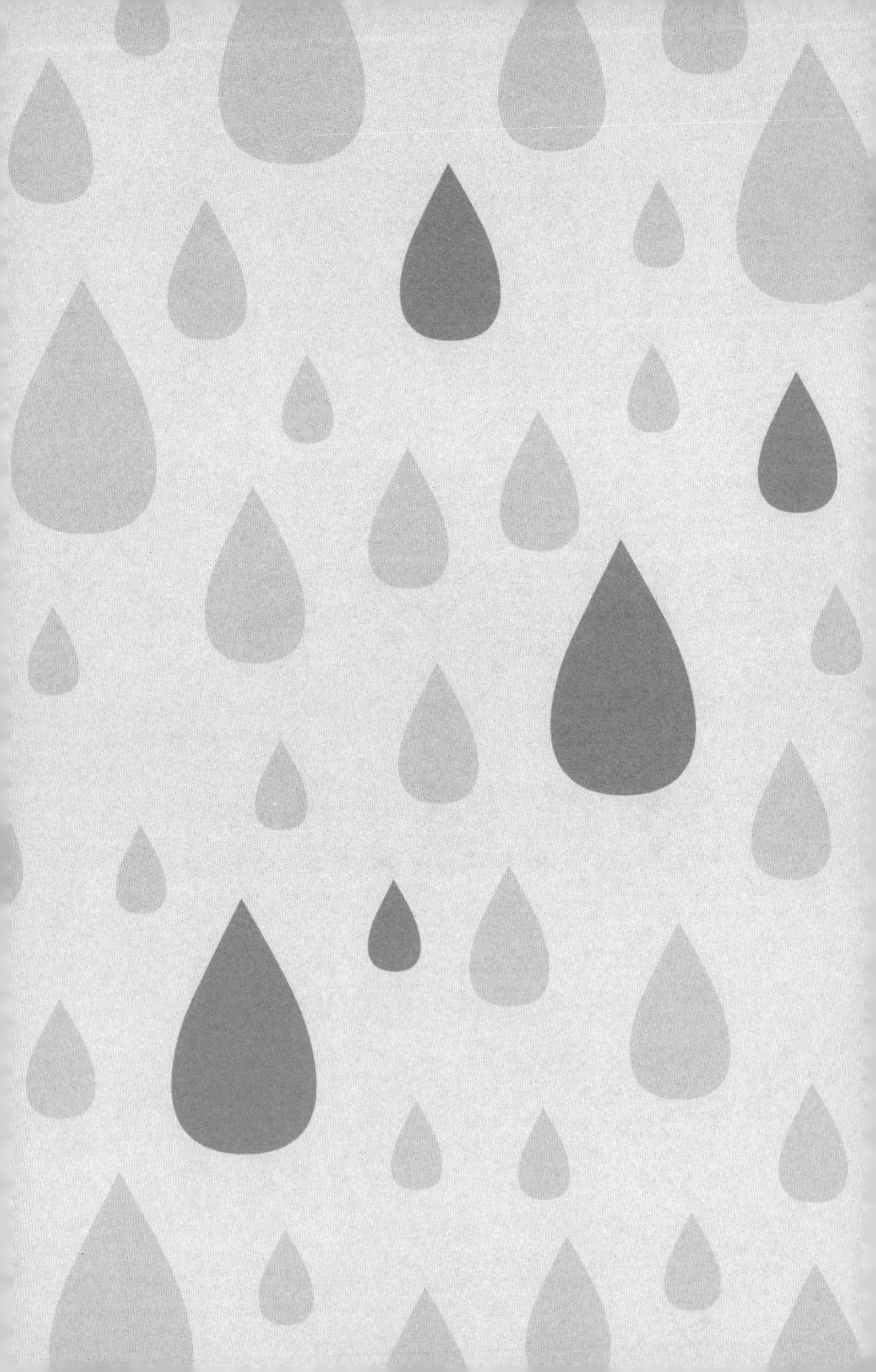

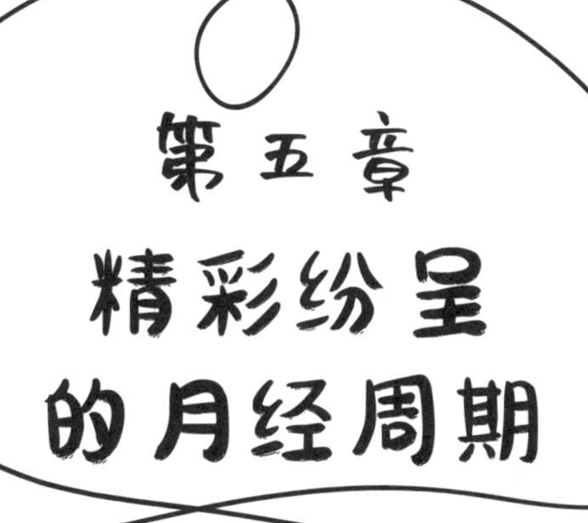

第五章 精彩纷呈的月经周期

谈到青春期，月经往往占据核心位置！

但是青春期还涉及很多——超级多——其他内容，不只是月经！

月经只是月经周期的很小一部分。

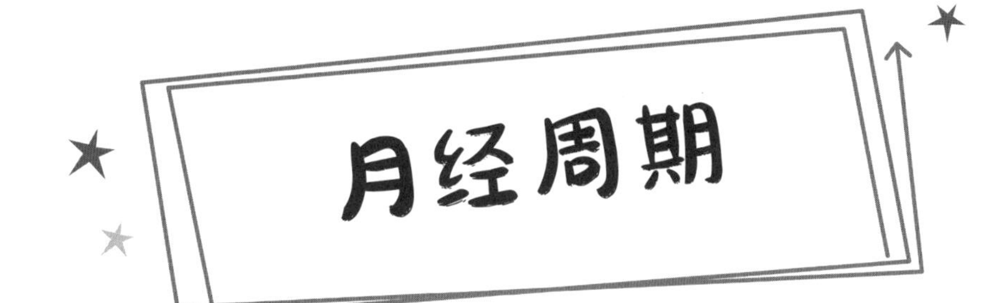

月经周期

当别人和你聊聊“青春期”时，他们通常会谈论很多关于月经的话题，但这本书要告诉你，如果我们只考虑每个月来月经的那四五天，会遗漏很多有用的信息。毋庸置疑，了解这些真的很重要。但更重要的是知道你每个月并不是只来月经。你每月经历的其实是一个**月经周期**。

周期意指某个周而复始循环往复的东西。比如自行车的轮子。

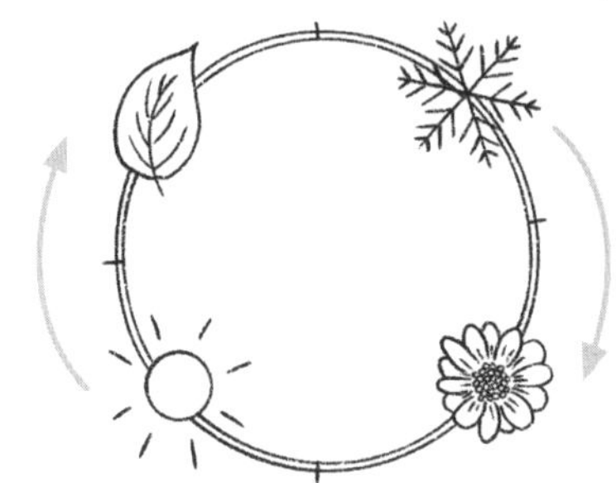

一年四季是一个周期。

春夏秋冬，年复一年！

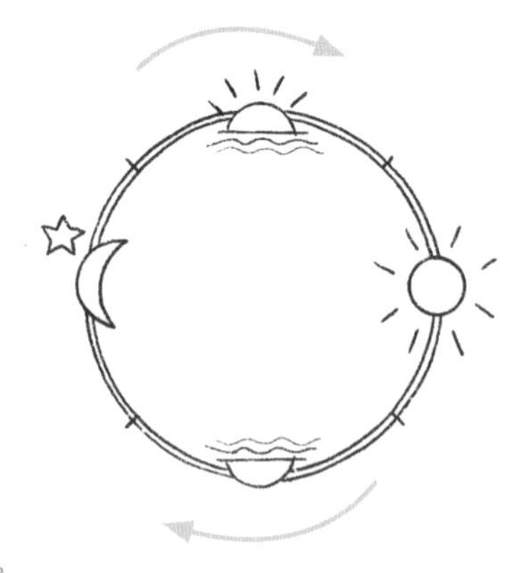

一天也是一个周期。

日出，上午，中午，下午，晚上，日落，夜晚，周而复始！

✦ 抑或你听说过月亮周期吗？

你可能不知道月相的专有名称，但大概率见过月亮在天空中不同的形状。月亮也在循环往复中重复这种变化。*新月，蛾眉月，上弦月，盈凸月，满月，亏凸月，下弦月，残月，周而复始！*

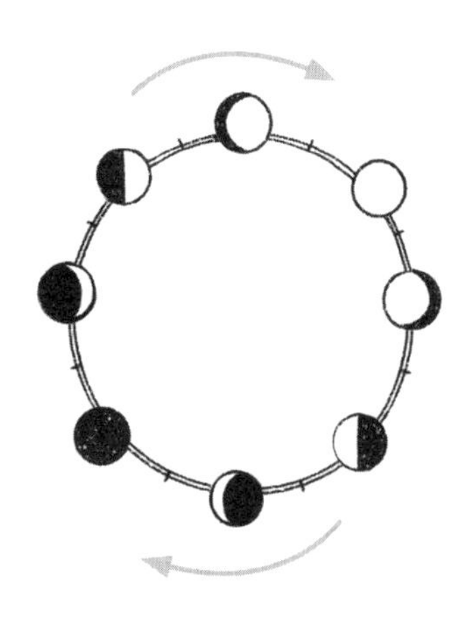

现在你明白了吧！所以，每个月你都会经历一个**月经周期**。（“月经”的单词Menstrual是“每月一次的”的意思，但它通常适用于所有与月经有关的事情！）

月经周期的每个阶段都有不同的名称：*月经期—卵泡期—排卵期—黄体期……周而复始！*

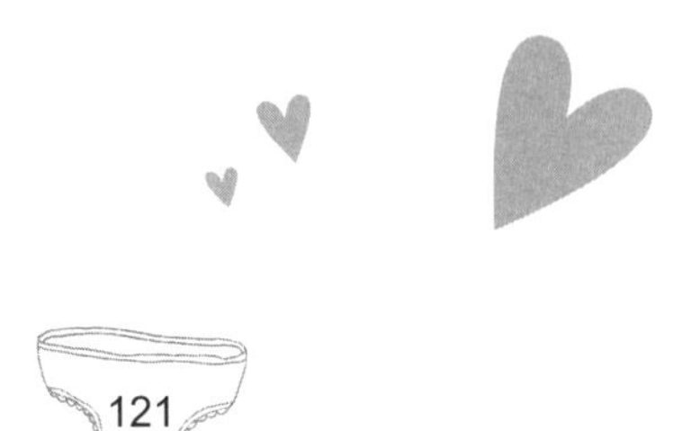

完全旋转月经周期!

月经周期通常持续26—30天，可长可短，特别是刚来月经的头几年，月经周期更长是正常的，这意味着你并不会如预期那样每月来一次月经。你一生中也可能经历“不规则”的月经周期，有时短至21天，有时则多达45天，并且每个月都不同。很多人认为，来了几年月经后，一个正常的周期是28天，但这并不准确。平均而言，月经周期约为29.3天，但比这短一点或者长一点都不是“不正常”的。

月经周期有两个重要特征：一是月经，你已经读了很多与此相关的内容，二是排卵，就是接下来你会了解到的神奇部分。不过，月经周期的其余部分也有对应的名称。正如你在邻页上看到的月经周期图中所示，每月可以分为**卵泡期**和**黄体期**。

月经期

希望你现在已经知道月经是怎么回事儿了！如果卵子没有受精，子宫内膜就会脱落并从阴道排出。尽管持续时间因人而异，但月经一般会占用月经周期5天左右的时间。

卵泡期

卵泡期指月经开始到排卵的这段时间，平均持续大约两周。促卵泡激素会催熟位于卵巢中卵泡内的卵子，并准备排出。

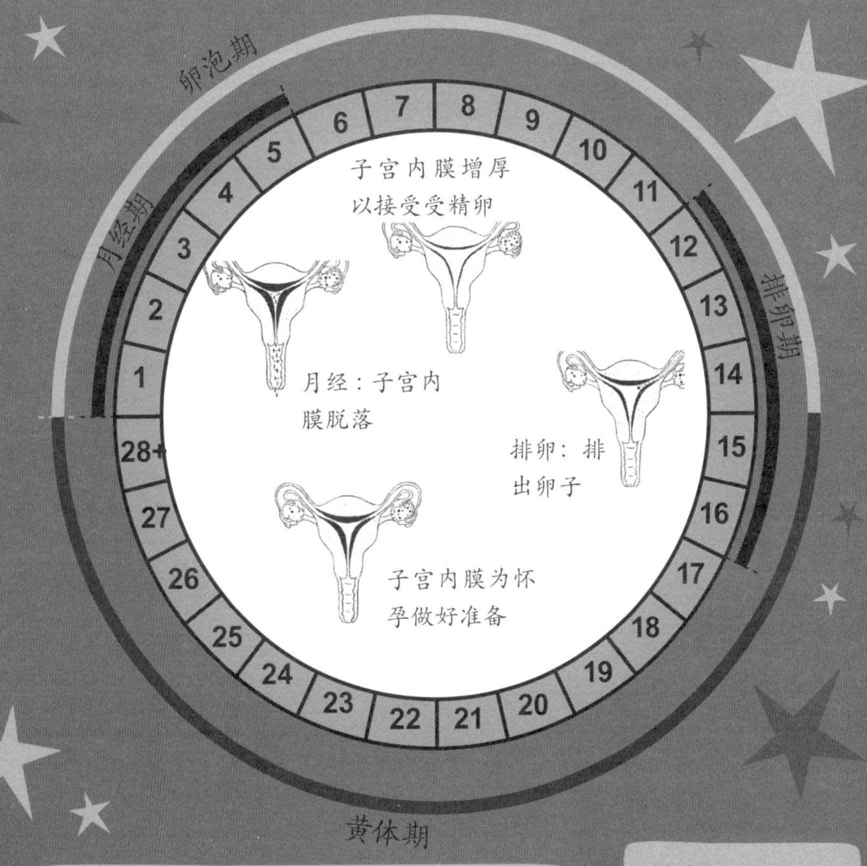

黄体期

排卵之后，一种名为黄体酮的激素会起作用，让子宫内膜为卵子着床做好准备。这个阶段大约持续两周，到那时，如果卵子没有受精，子宫内膜就会开始脱落。嘿，月经就又来了！周而复始，我们就这样在周期循环中前进！

排卵

一个卵子（有时候两个）被排出。在一般的月经周期中，排卵发生在第 14 天左右。

嗯……生物课学够了吗？我懂我懂——*黄体酮*……*黄体*……你都不知道这些词怎么读？！

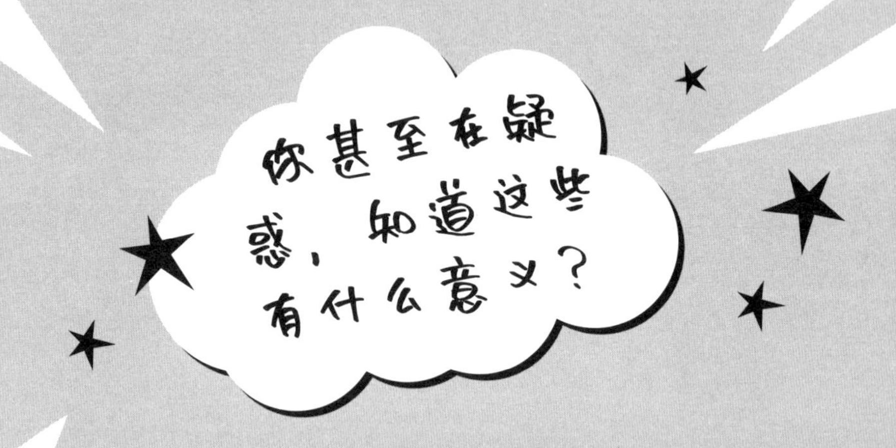

其实，当你长大后，如果你决定成为一名医生或科学家，或者如果你想生孩子或者不想怀孕，了解这些知识会非常有用。但现在了解这些也很棒，因为在你青春期及来月经后会经历这些月经周期的各个阶段。而且，神奇的是，它们可以对你产生巨大的影响，引发你的情绪波动，改变你利用时间的方式，并且影响你的需求。

一旦你理解了这些，就能开始注意到月经周期是如何影响你的——每个人受到的影响各不相同！通过调整适应你的月经周期，并适应周期带给你的感觉，你就能通过倾听自己的身体、信任自己的身体，并且爱护自己的身体来更好地照顾自己。换句话说，你可以成为一个

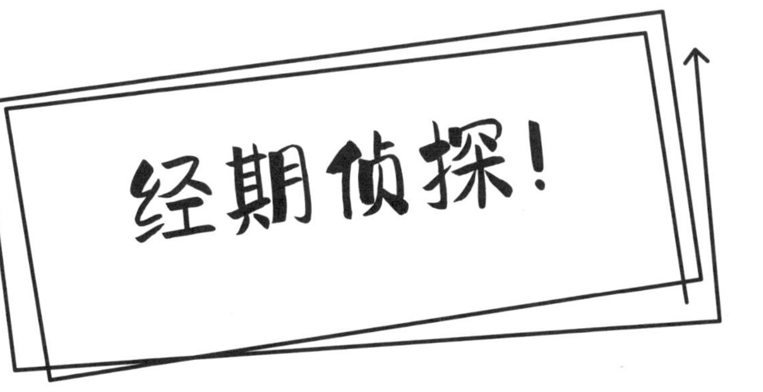

完全旋转月经周期！

早些时候，在第二章中，我们思考过如何调整适应身体并获取有关初次月经何时到来的秘密信号。但这只是成为经期侦探的第一步！月经开始后，你可以继续倾听身体发出的信号，例如你的月经量、情绪变化，甚至是内裤上的

分泌物，而后获得有关整体健康状况的重要线索。这可以帮助你更好地了解和照顾自己。这至关重要——

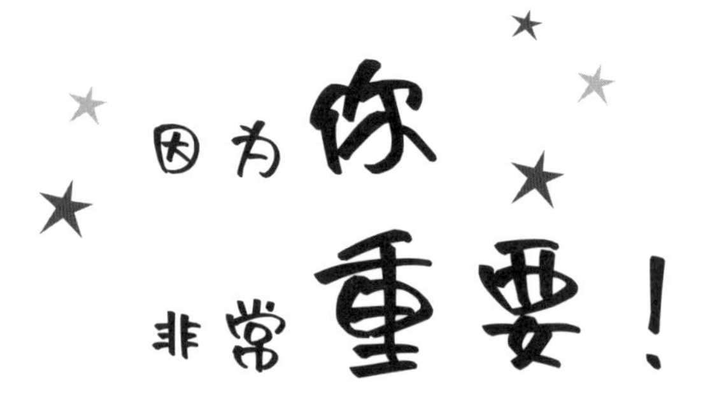

作为经期侦探，你需要知道自己的身体是独一无二的，你的体征和信号都与众不同。最好的调整适应方法就是倾听你的身体，信任你的身体，并关爱你的身体！

倾听你的身体！

即使你可能没有意识到这一点，我敢打赌你已经是聆听身体的真正专家了。比如说，你知道自己什么时候饿了，对吧？渴了？累了？你的身体会告诉你这些，而你会倾听身体的信号。月经会给你带来聆听身体的新方式。作为一名经期侦探，你能注意到整月身体提供的迹象和线索。虽然你的月经周期在最初几年会有所变化，但随着时间的推移，你会调整适应自己的月经周期，并开始了解什么是自己身体的正常状态。留意身体的变化，这可能是身体发出的信息，提醒你需要休息、吃营养丰富的食物、多睡一会儿，甚至去看一下医生。其中的关键是要信任你的身体。

信任你的身体！

经期侦探需要按直觉行事，仔细聆听身体的线索并信任接收到的暗号！

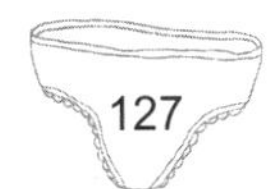

你的身体自有其道，要对它保有信心。成长的一部分就是要真正了解你的身体，倾听并信任身体发出的信息。如果你渴了，就喝水！如果你需要运动，就动起来！如果你亟须帮助，就寻求帮助。

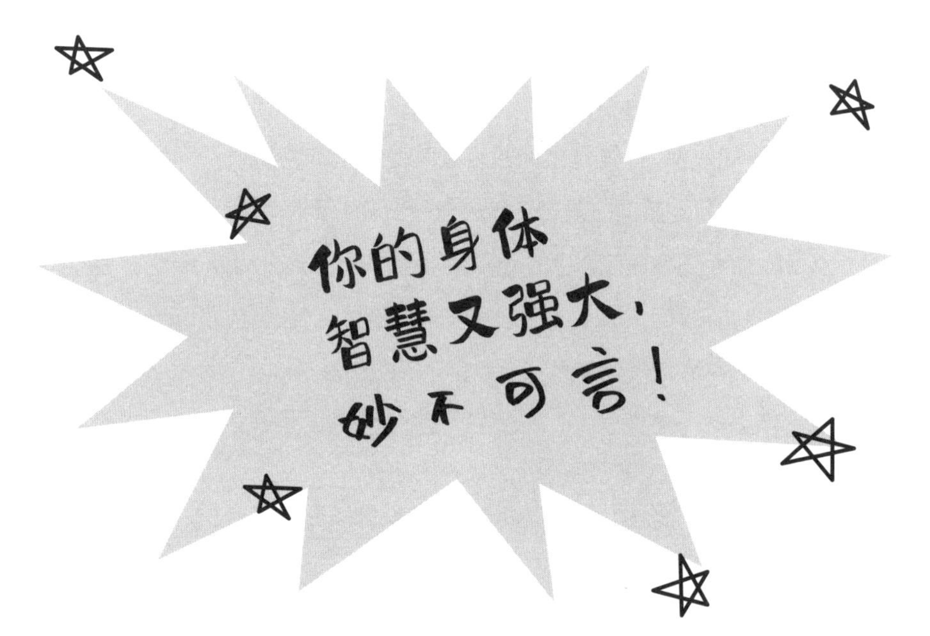

关爱你的身体！

所以，当你做到倾听你的身体并信任它后，你只需要再做一件事——关爱你的身体！成为经期侦探将帮助你留意到每月你身体需要额外关爱的那段时间。关爱身体的方式多种多样。有时是你吃的食物，有时是你选择的活动，甚至有时只是你的想法。

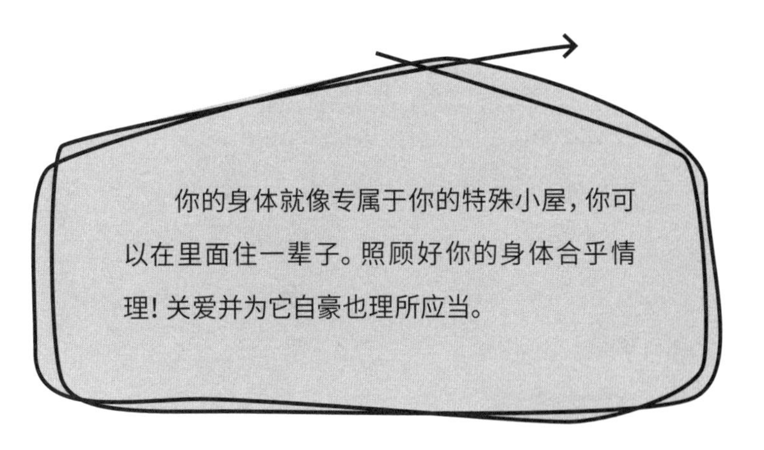

你的身体就像专属于你的特殊小屋，你可以在里面住一辈子。照顾好你的身体合乎情理！关爱并为它自豪也理所应当。

如果你准备开始更关注身体发生的变化，经期侦探们，你的月经周期中有一个真正引人注目的事件，你绝对需要了解更多。事实上，它可能比月经更神奇，这就是……

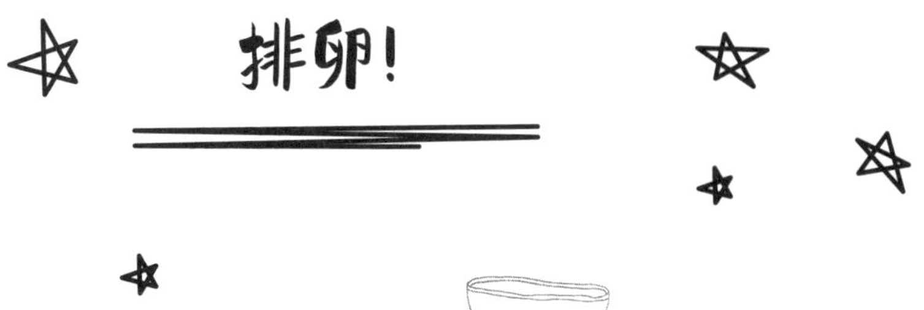

庆祝排卵！

正如你在第123页上读到的那样，排卵是指卵子由两个卵巢中的一个排出，经由输卵管（见第37页）向下等待受精。

通常，整个月经周期只排出一枚卵子，它可以来自任一卵巢。偶尔，第二枚卵子也会悄悄溜出来，这就是形成双胞胎的方式之一！

卵子都很小——大约0.1毫米。虽然这仍然是肉眼可见的——但需要火眼金睛——因为这大约就和小数点一样大。

★ 卵子计划！ ★

你知道你一生下来就带着所有的卵子吗？一共有超过 100 万个卵子呢？！

即使你还在妈妈的子宫（肚子）里，你就已经拥有了所有的卵子——事实上，那时候你有的卵子数量更多，多达 700 万个！而且（准备好被瞳孔震惊吧），当你妈妈在她妈妈的子宫里时，她也拥有了她所有的卵子！好了好了，你搞清楚这意味着什么了吗？哎……想一想……再想一想……继续想……

我的天哪！
变成你的那颗卵子
原来在你外婆的肚子里啊！

更神奇的是，我们的卵细胞中含有一种叫作“线粒体 DNA”的物质，这种遗传密码只能从母亲传给孩子。这意味着所有人类的基因都可以通过其家族的母系进行溯源，这有时也被称为“母系族谱”或“母系家族”。

这难道不是很有趣吗？想一想，我们通过这一长串历史悠久且永无止境的母系族谱联系在一起，由母亲追溯到外祖母，再由外祖母追溯到曾外祖母。即使你的妈妈或父母和你没有血缘关系，比如说你是被收养的，但你仍然可以追溯整个人类历史，和他们联结在一起。同理，如果你继续生孩子，并且你的孩子也继续生孩子——你的曾孙辈也将来自你体内的卵子！

是的，我懂，这真是太伟大了！！

我什么时候排卵？

有些人觉得通常是在月经周期的中间，也就是大约第14天的中间或者前后进行排卵。不过，在周期中早于或者晚于这个时间排卵都是正常的。当排卵期不固定时——例如在月经来后头几年及月经周期刚刚确立时，或者生病、压力大或精力不足时，排卵时间会有所变动，甚至可能跳过一个月再排卵。

相对更固定的是排卵期和月经第一天之间的时间段。一旦确定排卵，则很可能会在最少12天至多16天后来月经。所以——准备好迎接惊喜吧。

如果你知道自己何时排卵，就能更好地了解自己什么时候来月经。

排卵调查

当你来月经的时候是很明显的——因为你会出血！但你知道吗？有些女性也可以判断自己何时排卵。是的，经期侦探，你的身体经常会提供给你一些征兆！而且你经历的月经周期越多，你就越能发现它们！

线索1：蛋清样分泌物提供证据

第155—158页上有更多关于阴道分泌物的信息，但是当涉及排卵时，你需要知道的是你在内裤上发现的东西可能有点像生蛋清——用手指搓揉时感觉滑滑的，黏黏的。

线索2：刺痛泄露天机

有时，在排卵时，你会感到下腹部一侧可能有点刺痛、隐痛或轻微疼痛，这种痛感不会持续很长时间，也不严重。如果你确实出现了这种感觉，这可能表明体内有感觉的那一侧卵巢正在排卵。

✦ 线索3：找准信号

由于激素的变化，你可能会在排卵期间在内裤上发现一些微小的血点。这无须担忧，但如果你还是有点担心，请与你信任的成年人聊聊。说到找准信号，你可能会发现在排卵期前后脸上会新长出一些小痘痘——这也可以归咎为激素在作祟！

✦ 线索4：温度提示

这条线索有点复杂，需要你每天早上第一次醒来后使用数字温度计测量体温。然后，你可以记录体温，只需要写在一张纸上，或者如果你愿意，也可以记成图表。慢慢你就会发现你的体温出现了一些非常有趣的变化，排卵时——体温升高了0.2°C或更多！跟踪记录体温会非常有趣，但如果你觉得有点复杂，也可以不做。

✦ 线索5：感觉棒棒哒

一些女性和女孩甚至发现，在排卵期前后，她们精力充沛，创意满满，甚至比月经周期中的其他时间更自信。

✦ 专属于你的秘密信号

渐渐地，你也会掌握专属于自己的线索。当身体排卵时，你可能会注意到身体的其他变化或情绪波动。有时你也可能什么都留意不到，这也没问题。当你倾听身体时，你将学会信任身体提供的线索。

请记住，如果你能留意到排卵期，那么从排卵的那一天算起，你可以倒数12—16天，直到知道自己来月经的日子。

身体搭档盒

最爱前5游戏

列出你最喜欢的5个东西或者你最喜欢自己身体的5个方面。其中有些可能与外表有关，而另一些可能和身体能力有关，例如“奔跑健将”“舞蹈冠军”等。你也可以试试其他的最爱前5项目，例如你最擅长的5件事，你最爱的5种食物，你最爱的5门学校科目，你最希望发生的5件事，以及你长大后最想做的5件事……展开你的想象，找出尽可能多的最爱前5吧。

调整适应你的月经周期

随着你越来越擅长探测月经周期，你会越来越多地注意到你的月经周期及周期对你的影响。一开始，你可能只能侦察到月经什么时候来，或者你什么时候可能排卵，但当你越来越擅长注意到这些线索后，你可能会发现自己对整个月经周期的旅途有越来越清晰的认识。请记住，这对每个人来说都是因人而异、独一无二的！你可能会发现，在每个月经周期中，你会注意到自己身体、情绪、精力以及最爱做的事情等方面的诸多变化。

而这些知识就像一把神奇的钥匙，
可以解锁你的身体，
让你更好地了解自己！

例如，一些研究表明排卵期时你会感到精力充沛、创意满满，信心大增。你可以充分发挥这一优势！月经周期中另一个强大的时刻是来月经的前一周。在这段时间，通常会有更大的情绪波动，你可能会感到沮丧、有流泪的冲动，比较情绪化，或者感觉自己要疯了。有人可能会告诉你这“只是激素的作用”，但仅仅因为激素能让你更深刻地体会这些感受，却绝不意味着你的感受是不真实的！不要以消极的方式去理解这个阶段，你可以将其视为一种机遇，关注自己的需求，并了解到自己的愿望与众不同。这或许和你自己的生活有关（例如某个对你不友善的朋友）或者与你认为不公平并想要改变的世界的某个方面有关。就如我们讨论过的，这就是一个调整自己的机会——倾听身体的线索，然后像所有优秀的侦探一样，追随你的直觉行事吧！

嘘……有的人把月经前的这段时间称为PMT或经前紧张。但也有人说这里的“T”代表的是TRUTH——真相，因为这是我们更清楚地看待事物——尤其是难题——的时候。有时，这就像一盏明灯照进了我们通常忽略的生活中的黑暗角落。这可以帮助我们进步。来享受你的经前期真相吧！！

真正来月经的那一周会怎么样呢？那时你会有什么感受，会有什么需求？

嗯，这取决于你。虽然很多女孩确实发现，至少在她

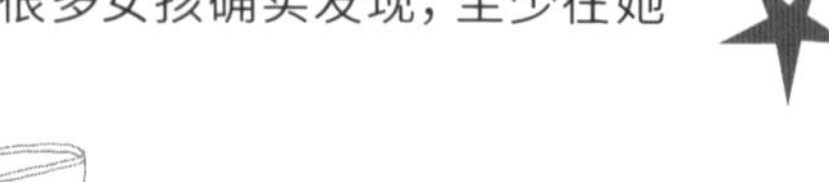

们来月经的前几天，她们需要放慢步伐并休息一下，但其他人也发现自己并没有出现精力不济的情况，她们像平时一样走路、运动或处理事情，甚至感觉更好。每个月的情况也会有所不同，所以一定要倾听你的身体。

为了帮助你更好地了解月经周期的不同阶段，有些人喜欢把月经周期比作四个季节……

四个季节——不是四季比萨！

是的，我知道四季比萨可能是你最喜欢的比萨口味之一……或者你可能更喜欢夏威夷比萨？不过，不好意思，这里说的和融化拉丝的奶酪无关，只是指另一种理解月经周期不同阶段的方式，在这四阶段中你的精力状态也会随之变化。

就像四季比萨一样，月经周期也包含四个不同的部分（而且和比萨一样，有些部分可能会融合重叠！）。把周期的不同阶段理解成四季能帮助你更好地了解自己的感受、自己可能喜欢的活动，甚至自己喜欢吃的食物。以下是一些建议——当然你的选择可能有所不同！

✶ 春季

这是月经刚结束的时期，即卵泡期，这一时期你可能会感到精力充沛。你知道那种一年中最明媚的日子吗？树上长出新叶，水仙冒出嫩芽，阳光灿烂正好，而你思如泉涌。无须厚重外套，只需换上你最喜欢的 T 恤，感觉自己轻盈又自在，活跃又兴奋！这就是月经周期中这一阶段的感受。

☑ **感觉：**乐观、活力、清新

☑ **食物：**水果沙拉、脆萝卜条、覆盆子蛋白酥

☑ **活动：**规划新项目、尝试新爱好、卧室大整理

✶ 夏季

这是你排卵时可能会体验到的“黄金时间”。就好像花儿漫山遍野，你骑着自行车冲下山坡，在星空下跳舞或者和最好的朋友一起去海滩漫步！不用上学，你的长夏永不凋谢！到处都是绽放的气息！这可能就是排卵期时我们的感受。

☑ **感觉：** 强大、健壮、健康

☑ **食物：** 自制冰棍儿、金枪鱼黄瓜三明治、维多利亚海绵蛋糕

☑ **活动：** 海上卧板冲浪、无板篮球投球练习、竞选学校理事会成员、与闺密一起自拍

✶ 秋季

这是你的经前期——即“黄体期”，这一时期一切都放缓变慢，你的精力也可能有所下降。这就像树叶掉落，庄稼收割，熟果采摘那样秋高气爽的日子。你可以看到在充满

✶ 活力的春夏种下的种子，现在就是“清点整理”的时候了。如果是大丰收，你会感觉平静而满足，与之相反的话，你可能会觉得沮丧、暴躁或失望。这可能是你月经到来前的一些感受。

☑ **感觉：**悲伤、不知所措、反思

☑ **食物：**苹果片蘸坚果酱、番茄奶酪汤、鸡肉派

☑ **活动：**写日记、与朋友交谈、签署或计划写一份请愿书

✶ 冬季

这是你来月经的日子。想象一下外面很冷，天空飘雪，所以你关上了世界的门，蜡烛被点亮，柴火噼啪作响，然后躲在你的羽绒被下！你只想蜷成一团，看看电视或者伤感电影，抑或只是盯着手机或窗外，等待春天温暖回归，能量复苏。这可能是你来月经那几天的感受。

☑ **感觉：** 恍惚、昏昏欲睡、孤单

☑ **食物：** 黄油烤土豆、烤奶酪三明治、热巧克力布朗尼

☑ **活动：** 羽绒被日、写信或电子邮件、烤蛋糕、吃安慰餐

当你在每次月经周期都经历过“季节”循环之后，你将更好地了解每个季节，以及每个阶段对你的影响。你会明白每个季节带给你的典型感受，每个阶段你最大的需求，你会渴望什么食物以及每段时间内最适合你的活动。你会发现什么时候是解决你不满的最佳时机，什么时候开始新项目是最好的，以及在周期中的哪个阶段你会萌发奇思妙想，做到明察秋毫，并憧憬未来。

这是一种了解自己的方式.

看到了吧，你的月经周期不仅和四季相吻合，也和很多其他周期匹配呢！

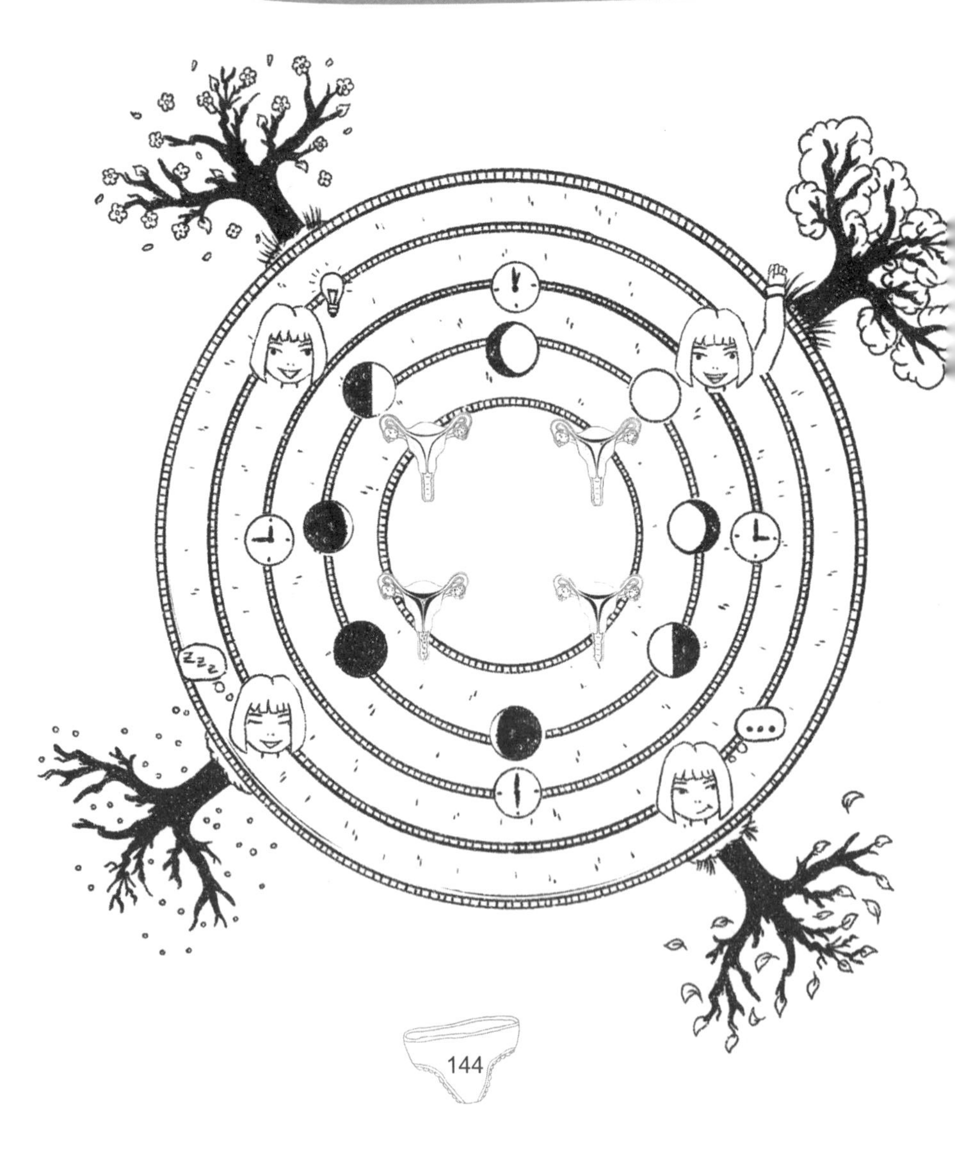

★ 月经和月亮 ★

你可能听说过女性的月经周期和月亮有关——但这是真的吗？

嗯，月球周期是 29.5 天，非常接近平均月经周期的 29.3 天，这当然是真的。然而，月经追踪应用程序 Clue 对超过 750 万名女性周期的研究发现，女性与月相并不存在任何形式的同步。当然，有些女性的周期会和这些月球事件相吻合，但许多科学家将这归因于巧合。

但是！有些人想知道为什么我们的月经周期与月亮周期长度一致，这是否不仅仅是巧合。我们真的不知道答案。我们所知道的是，所有的光线，包括月光，都会影响我们身体生成褪黑素这种激素，从而影响我们的月经周期。很久以前，在没有出现电灯之前，由月相引起的光照变化会对褪黑素产生更大的影响——所以，也许，只是也许，在灯泡和手机屏幕出现之前的日子里，女性与天空中的银色姐妹有更为同步的周期。

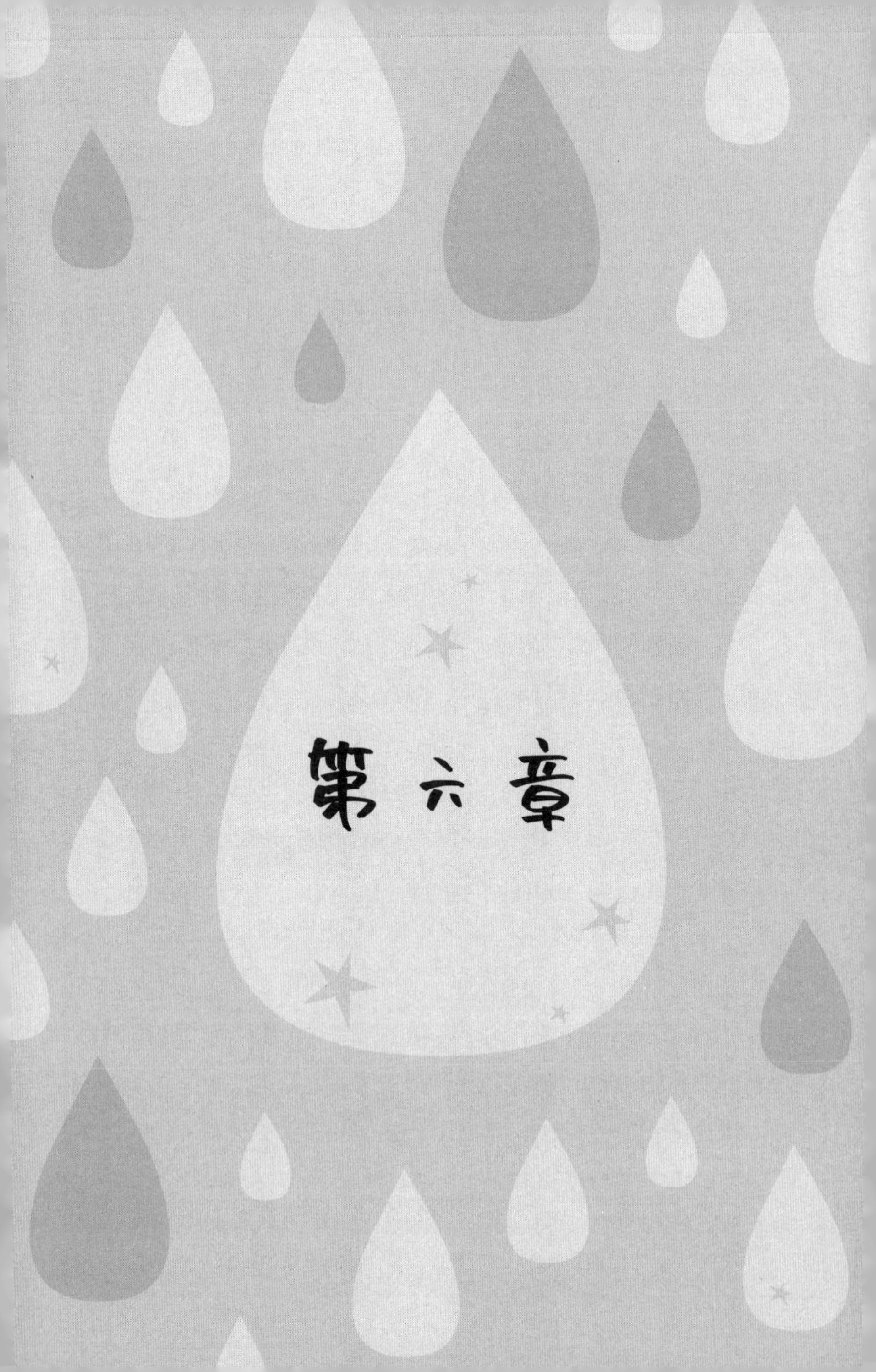

第六章

绘制你的月经周期图

第六章 绘制你的月经周期图

追踪吧，经期侦探！

就和你一样，你的月经周期也是独一无二的。有些人可能会在经期感觉像冬眠一样昏昏欲睡，而另一些人则会像春天一样兴高采烈。类似本书这样的图书只能提供一个指南，关键是你要知道经期会对你产生什么样的影响。

除了月经以外，其他因素也会影响你的感受。日日复月月，月月复年年，年年复此生，你的一生时刻都会有跌宕起伏，或一帆风顺，或艰难曲折。

你并不是由月经周期来定义！

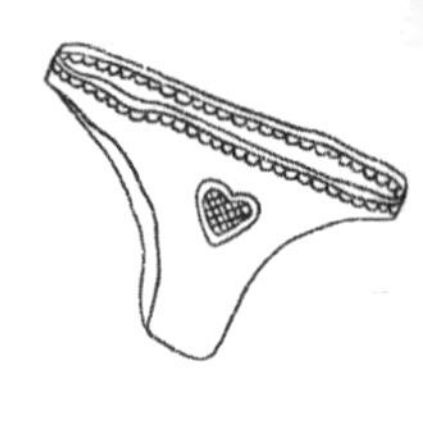

不过，月经周期是自我探索并关爱自己的一种方法。这是一种倾听、信任并关爱自己身体的方式。

而更仔细倾听你身体的妙方就是

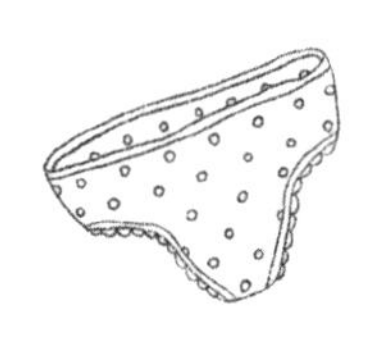

追踪你的月经周期

这是指每天记录你的月经或分泌物情况、你的感受及你的精力状态。你可以用图表（如邻页上的示例）来追踪每月来月经时的不同体验。

嘘……你并不需要来月经后再开始记录。即使你还没有开始月经周期，但你或许已经注意到整月中身体和心情的变化，追踪记录不仅能帮助你学习如何倾听自己的身体，还能为你提供线索，告知你月经周期何时开始。

月经周期图

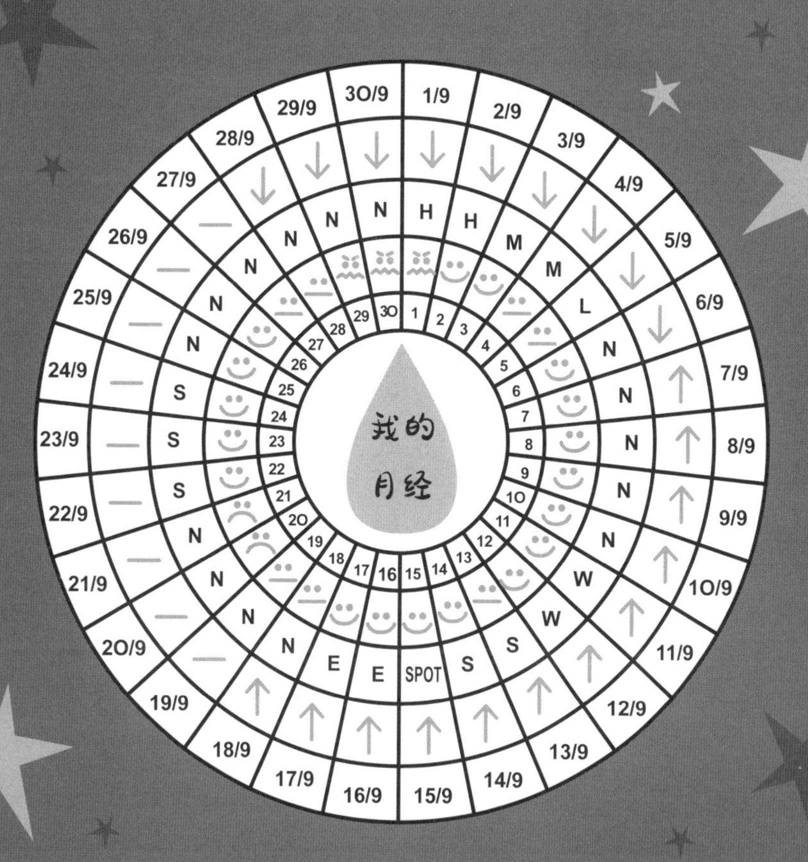

心情：

月经量/分泌物特征：点 少 中 多/无 白 黏 湿

精力状态： ↑ ↓ —

我的月经周期表

每个月用下方的空白周期表副本来追踪你的月经周期

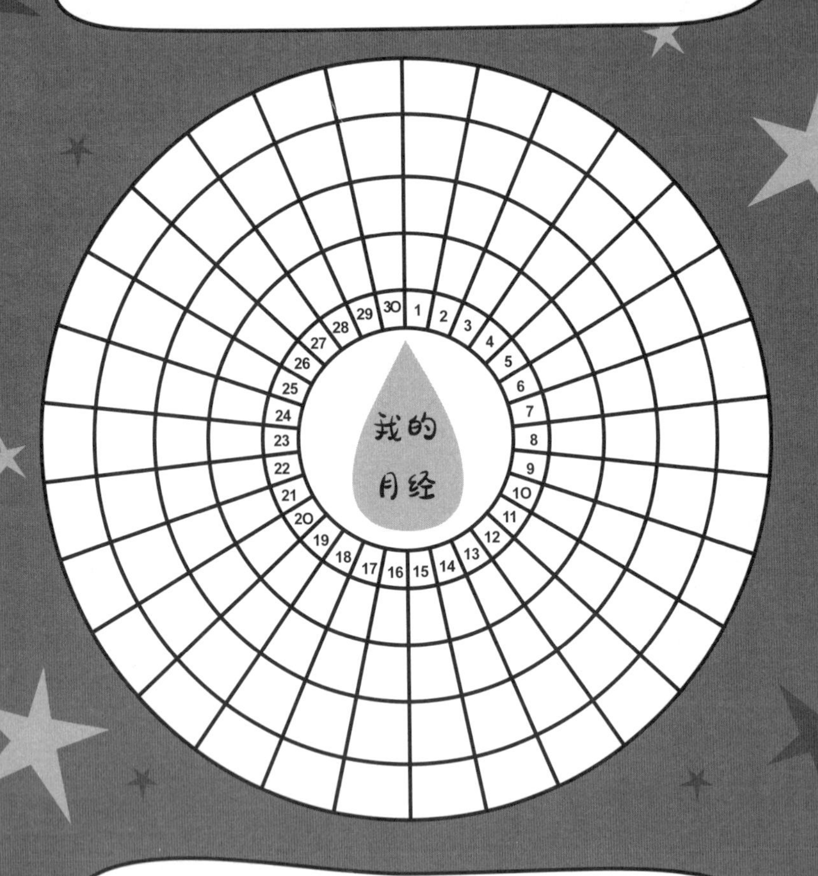

月/年：

其他内容：

如何使用此图表

每张图用于追踪一个完整的月经周期。始终在月经周期的第一天用一张新的图表记录。如果你的月经周期长于30天，只需要开启一张新图表，并继续追踪这个周期即可。然后在下一个周期开始时再重新用一张新图表。

如果你的月经周期还没开始，可以在你准备好时开始追踪30天内的感受。

在图表的最外圈写下每天的日期。

在每张图表上，你将记录三个关键信息：你的**月经量**（包括**阴道分泌物**）、你的**心情**及你的**精力状态**。如果你漏记了一两天，不用担心，请记住这张图表都是和**你**本人相关的，所以你不会弄错的——因为**你**才是研究自己的专家！

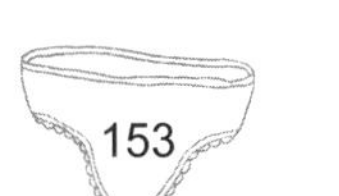

你的月经量

经期阶段，每天追踪记录你的月经量。在每月的其他日子里，在图表中的同一位置追踪记录阴道分泌物情况（过会儿我们会详细聊聊这个）。

月经量会用“点”“少”“中”和“多”这四个字记录。“点”表示点状污迹，通常是月经正式开始前一到两天内出现，或者排卵时你会注意到内裤上会有小滴经血或者铁锈色的阴道分泌物。你可以写一个“点”或者画一个“水滴”来代表。“少”表示月经量少，“中”表示月经量中等，“多”表示月经量多。你自己决定哪个能更准确地描述你的月经量。一些人的中等月经量可能对另一些人来说就是量多，这很正常。

☆ 记住——你不会弄错的！☆

阴道分泌物用如下标记：“无”表示没有分泌物，“黏”表示黏性分泌物，“白”表示像蛋清一样的乳白色分泌物，

“湿”表示湿润的水状分泌物（请参见第156—157页了解更多信息）。

每天在月经量这个部分用一个字来记录你的月经或阴道分泌物特征，或者用“无”表示没有。你很快就能记住这些字的含义！

美好的阴道分泌物！

经期侦探们，你们已经知道排卵的一个迹象是内裤上出现“蛋清状”的分泌物。但这其中涉及很多其他知识。如果你开始留意内裤上出现的其他类型的阴道分泌物，你就会获得更多有关月经周期的线索。

阴道分泌物其实相当智能。它实际上主要由宫颈产生（见第37页），有时候也被称为宫颈液。你可能会觉得阅读这部分内容有点奇怪，但实际上并非如此，因为每个女性都有阴道分泌物！即使是你喜欢的女明

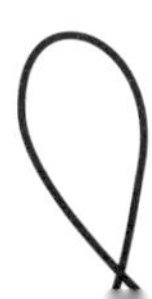

星和名人也都有，而她们对阴道分泌物的了解可能还没你读完这个部分知道得多呢！

神奇的宫颈会根据你所处周期的不同时期分泌不同的体液，因此了解这些不同类型的分泌物可以为你提供更多线索，特别是能告诉你何时排卵——这可以让你更清楚地了解月经何时到来。

你可以通过两种主要方式了解阴道分泌物。你可以简单地在内裤上（或者擦拭时在厕纸上）注意到阴道分泌物。你也可以用手指去感受每月不同时期阴道内不同类型的分泌物。

无论你觉得哪种方式最适合你，你都会注意到阴道分泌物存在不同类型，稠度也不一样。你可能还发现分泌物有时甚至会让深色的内裤变白。如果你愿意，可以在周期表中记录你观察到的分泌物情况（用“无”“黏”“湿”或“白”记录）以及月经量情况（用“点”“少”“中”“多”记录）。

在月经周期中，按照月经结束后出现的顺序，可能会出现以下情况：

✶ 无——没有

意思是一点分泌物都没有。月经刚结束的头几天最可能出现这种情况。你的内裤上什么都没有。如果你触摸你的外阴或阴道，感觉是干燥的或只有一点点湿。

✶ 黏——黏性分泌物

随后出现的是这类分泌物，湿润的时候有黏性或者发黏，干在内裤上后，就结块变得松散。黏性分泌物通常呈白色、黄色或不透明的乳白色。

✶ 湿——水状分泌物

随着排卵期临近，宫颈液会变得更像乳液状，即呈水样稀薄状。一开始会很湿滑，临近排卵期就变成乳状。颜色可能是白色或浑浊的颜色，干在内裤上后会变成黄黄的。

✶ 白——蛋清样分泌物

这是正处于排卵期时的分泌物类型，很多人都说它像生蛋清那样的乳白状，嗯，这真的是一个非常准确的描述！

如果你用两指搓揉后分开这类分泌物，会发现拉丝现象，就和蛋清一样，有时可以拉几厘米。排卵后，你就进入了黄体期，你的阴道分泌物通常又会变成黏性的，或者没有分泌物，直到下次月经来临，然后我们就再次进入了周期循环……

不太美好的阴道分泌物——什么时候需要担心

了解正常的分泌物情况有助于你追踪自己的阴道健康状况，并了解什么时候出现了问题或者有没有出现问题。通常你的阴道分泌物处于平衡状态，但有时也会因为一些简单的原因改变，比如用了刺激性的肥皂或洗了泡泡浴，又或者便便中的细菌进入了外阴区域（参见第185—186页）。分泌物不应该是臭臭的，尤其是呈鱼腥味或金属味；颜色也不应该奇怪，比如呈绿色、灰色或者特别黄；同样不应该是块状的，比如像豆腐渣一样；量突然变化也不正常，例如比你惯常的要多得多。你的阴道和外阴也不应该发红、发痒或者肿胀——这可能是感染的迹象，很容易治疗。如果出现问题，请与你信任的成年人交谈或者问一下你是否可以去看医生。

你的心情

使用周期表的这一部分来追踪你每天的心情。这样做，你能注意到你整个周期的任一规律及你的感受。这会对你有所帮助，因为你可能会注意到在周期内特定的某一天，你总是会有特定的感受。然后你就可以决定怎么处理这种情况。如果是不太好的感受，例如某个特定的时间你总会感到悲伤难过，你可以决定这段日子里留一些时间做能让你心情变好的积极的活动。或者如果你知道在某些特定的日子，你心情会特别好，特别开朗，你就可以计划做一些需要这种干劲的活动。

你的心情变化并不总是有迹可循，而且通常都有除月经周期以外的其他因素影响。但即使你找不到很多和周期的关联性，检查并记录你每天的感受，并采取行动来爱护、关爱并呵护你的情绪健康，也是非常有助益的。使用这四个易于绘制的表情符号来记录你的心情吧：

✶ 开心脸

在你感觉快乐的日子里使用这个表情吧。

✶ 难过脸

在你感觉沮丧或难过的日子里使用这个表情吧。

✶ 无聊脸

在你感觉不高兴也不难过，无所谓或无聊的日子里使用这个表情吧。

✶ 生气脸

在你感觉愤怒、恼火或生气的日子里使用这个表情吧。

如果你有其他想记录的心情，也可以自创一个新的表情符号或者写字也行。

嘘……所有的情绪都是正常的、人类共通的。只有我们处理情绪的方式才有对错之分。例如，如果我们生气时打人，并不是说生气这种情绪是错误的，而是打人这种行为是错的。我们可以生气，但不可以打人。伴随成长，我们必须想办法控制自己情绪不对时的行为和反应方式。我们还可以学会用安全健康的方式来表达自己的情绪，例如，生气时，我们可以和信任的人交谈、可以去散步、写日记或者对着枕头大喊大叫。

你的心情

用周期表的这一部分，使用简单的箭头记录你每天的精力水平。当你感觉精力充沛时使用“向上”的箭头，当你感觉精力不济时则使用“向下”的箭头。如果感觉介于两者之间或不太确定，可以使用短横（–）来记录。在月经周期的不同时间段寻找你精力状态变化的规律。如果能找到规律，你就可以尽可能按照这些规律来安排计划。例如，周期中的第12天可能非常适合跑步，第2天则不然。不要让这阻止你参与任何活动，对所有出现在你面前的机遇都保持冲劲。但也可利用这段时间好好犒劳自己，并在需要时让自己休息一下。

倾听你身体的需求并适时休息一下，没有任何问题。

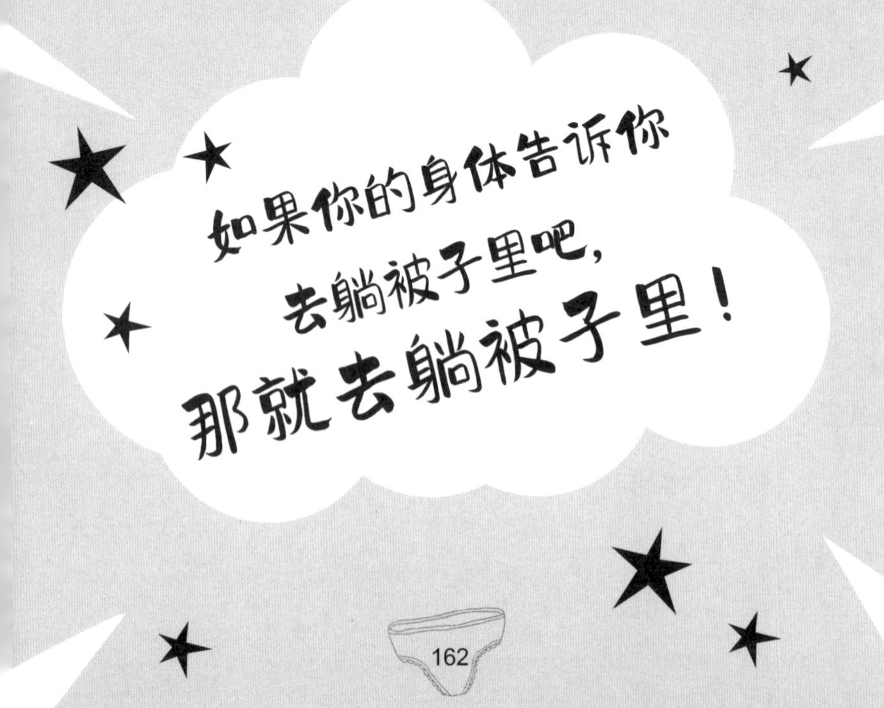

★ 倾听你的身体 ★

信任你的身体——关爱你的身体！

你可能还希望记录周期内和自己相关的其他详细信息，例如你的自尊心，或者健康状态的某个方面（例如，如果你有长期的健康状况或诊断，比如哮喘或自闭症，你可以记录下这些在每个周期内对你产生的影响）。你还可以记录你的创造力、睡眠规律、月相变化甚至你住的地方（如果你这一个月住在不同的地方）。为了增添一点乐趣或仅仅是好奇心作祟，你也可以尝试每个月追踪不同的方面。如果你想这么弄，只需要打印第二张周期表，然后和第一张对照着填就行。

嘘……记录变化吧，经期侦探！在你刚来月经的头一两年，你的月经周期可能还有点难以预测。但你再长大一点，就可以开始调整适应周期中的任何差异。有些人把月经和周期描述为“提前预警系统”，可以提前预告可能出现的问题——这可以提供线索，告诉你要更好地照顾自己、你的身体有些虚弱甚至不舒服。了解掌握自己身体的规律——如月经周期长度、月经量多少、经血颜色、月经持续时间以及你的情绪变化——这样如果出现任何变化，你就需要注意！

经期巨星！

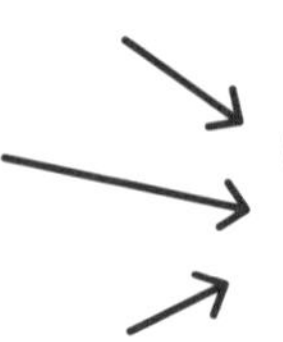

劳塞尔的维纳斯

具有25000年历史的石雕

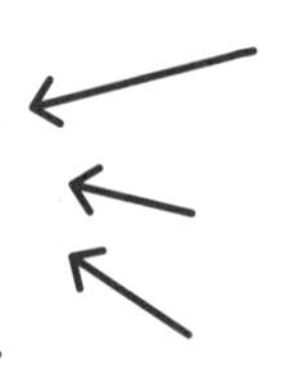

是的，是的，我知道我们其他的经期巨星都是真实的人，但尽管这位女性是由石头雕刻而成，可她确实值得了解。谁知道呢，说不定她曾经就是真实存在的人——在很久很久以前。与此同时，她的雕像在法国的一个洞穴中隐藏了数千年，直到1911年才被发掘出来。

“维纳斯”是考古学家给他们发现的许多石器时代早期类似雕刻品取的名字，这些雕刻品通常都是丰乳肥臀、腹部隆起的女性，被认为是女神或生育的象征，有时用来代表怀

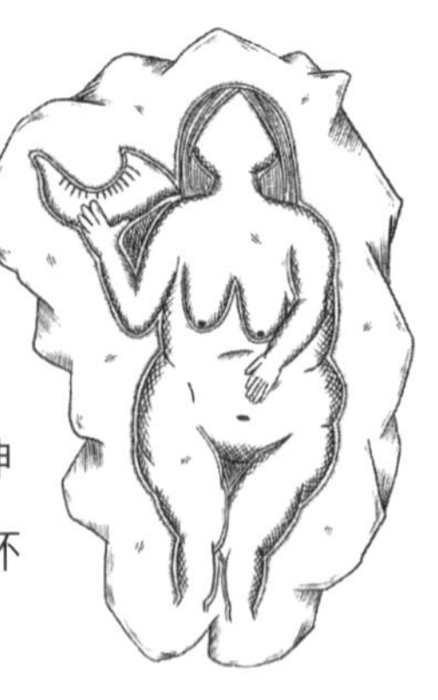

孕、成长、重生或丰收。劳塞尔的维纳斯与众不同的地方在于她所持的东西：右手托住上翘的牛角，上面清楚地标有十三条划线或刻痕，而左手放在隆起的腹部上，即子宫上方。

这和月经有什么关系呢？这个13可能代表一年中的月经次数或月数，也可能是一种计算排卵和月经之间天数的方法。由于13和月亮及月经之间存在关联，因此长期以来一直被认为是一个强大的女性数字。劳塞尔的维纳斯指向她的子宫，向我们展示了数字13——如果她会说话，也许她会说"月经就是我的超能力——我赞爆了！"。在牛角或骨头上雕刻刻痕来绘制年周期数似乎也发生在历史上的其他地方。例如，38000年前的列朋波甲骨文被认为是世界上最古老的数学度量物件。这可能意味着女性是最早的数学家，因为列朋波甲骨文上的29个有明确定义的刻痕，意味着这可能是世界上第一个月经追踪器！

★ 撰写日记 ★

你记日记吗？日记可以用笔记本，你每天只记下一些关键的事情，或者记录生活中的点点滴滴，可以是你的奇思妙想、心情起伏或人生中的大事件。如果你还没开始写日记，那么儿童和青少年时期是开始写日记的好时机。如果日记和周期表同时进行，你还能获得更多和自己每月个人经历相关的信息。

写日记不存在什么能写，什么不能写，不过以下建议或许可以帮助你入门。

★ 使用空白笔记本或“每天一页”式日记本来记录这一年。

★ 每天留出固定的时间来写日记。很多人喜欢每晚睡前完成这件事。

★ 如果漏记了一天，不用太过担心，可推迟记录。

★ 你可以尝试使用固定格式来记录日记，例如“今天我做了……今天我感觉……明天我希望……”

★ 可以设置一些专栏，例如每天每页底下留出空间记录有趣的梦境（如果你经常做梦，还可以把这写成梦境日记！），或者每天写三个要点，例如：

我很高兴，因为：

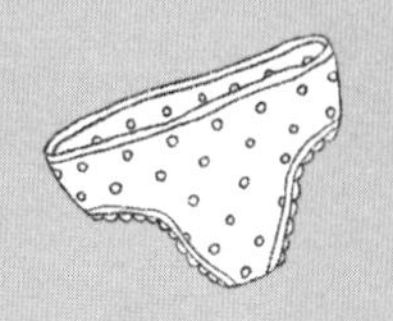

★ 我的狗狗抱了我
★ 奶奶给我做了冰激凌
★ 我身体健康

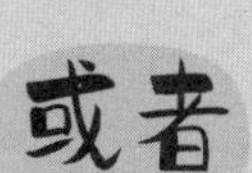

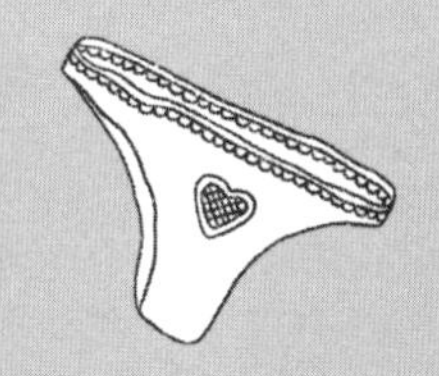

我明天的目标是：

★ 向我的朋友道歉
★ 完成我的数学作业
★ 去蹦床

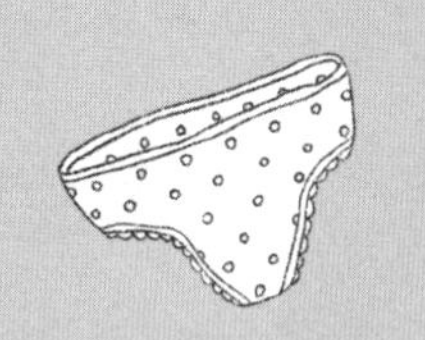

或者

我今天最高兴的事情是：

★ 游泳
★ 多玩了一会儿手机
★ 找到了我丢失的项链

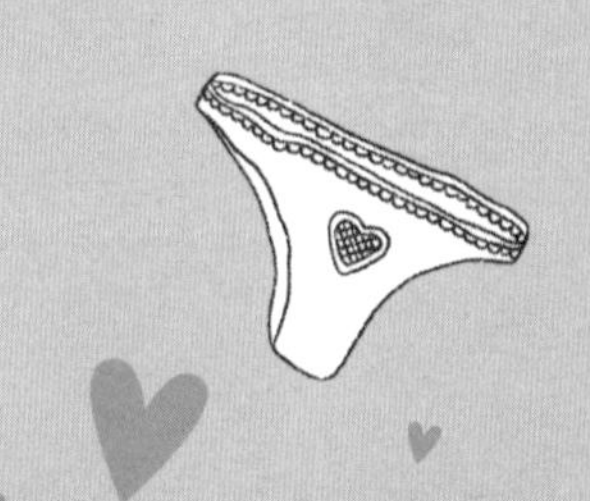

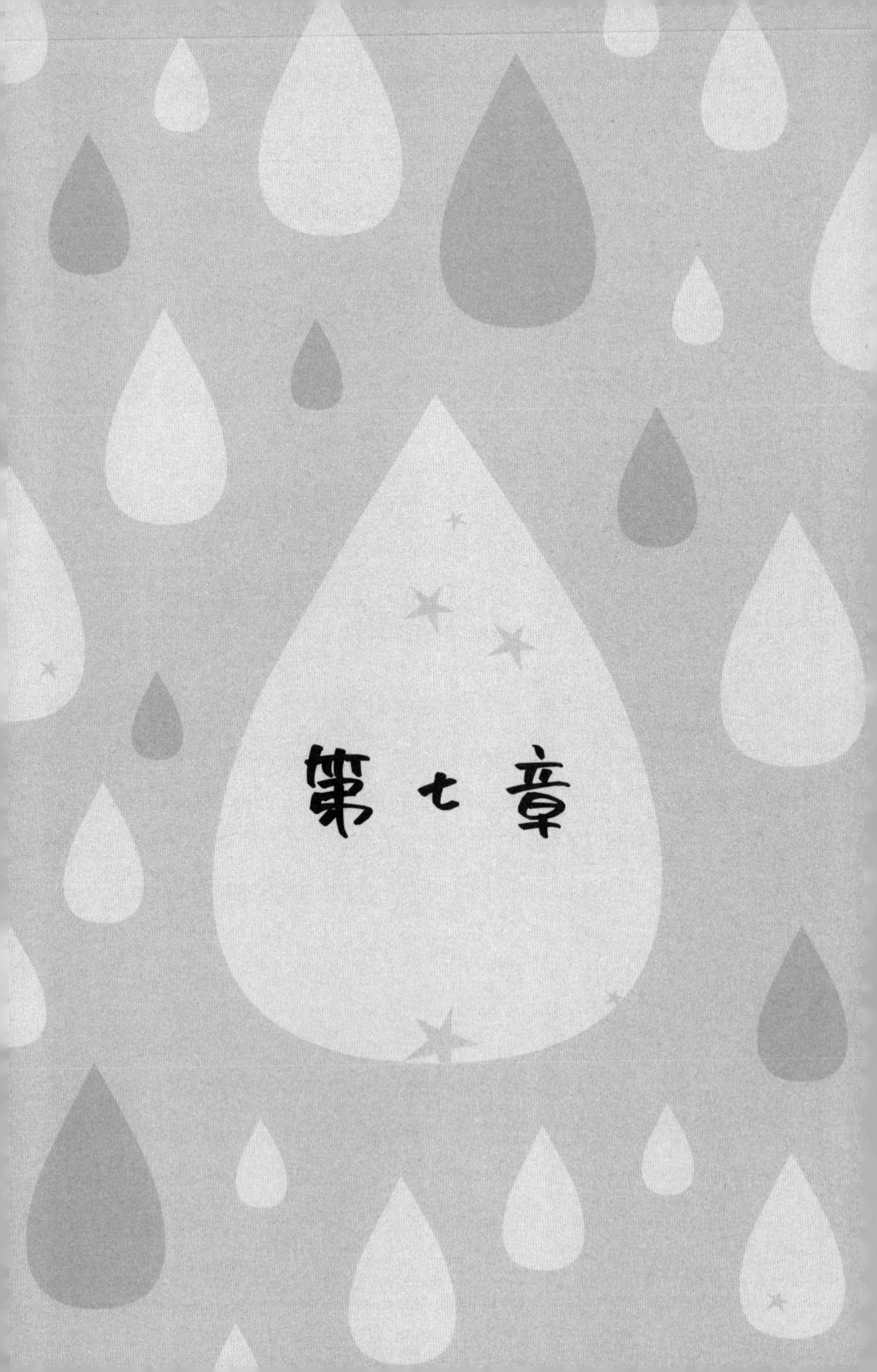

第七章

照顾好
自己

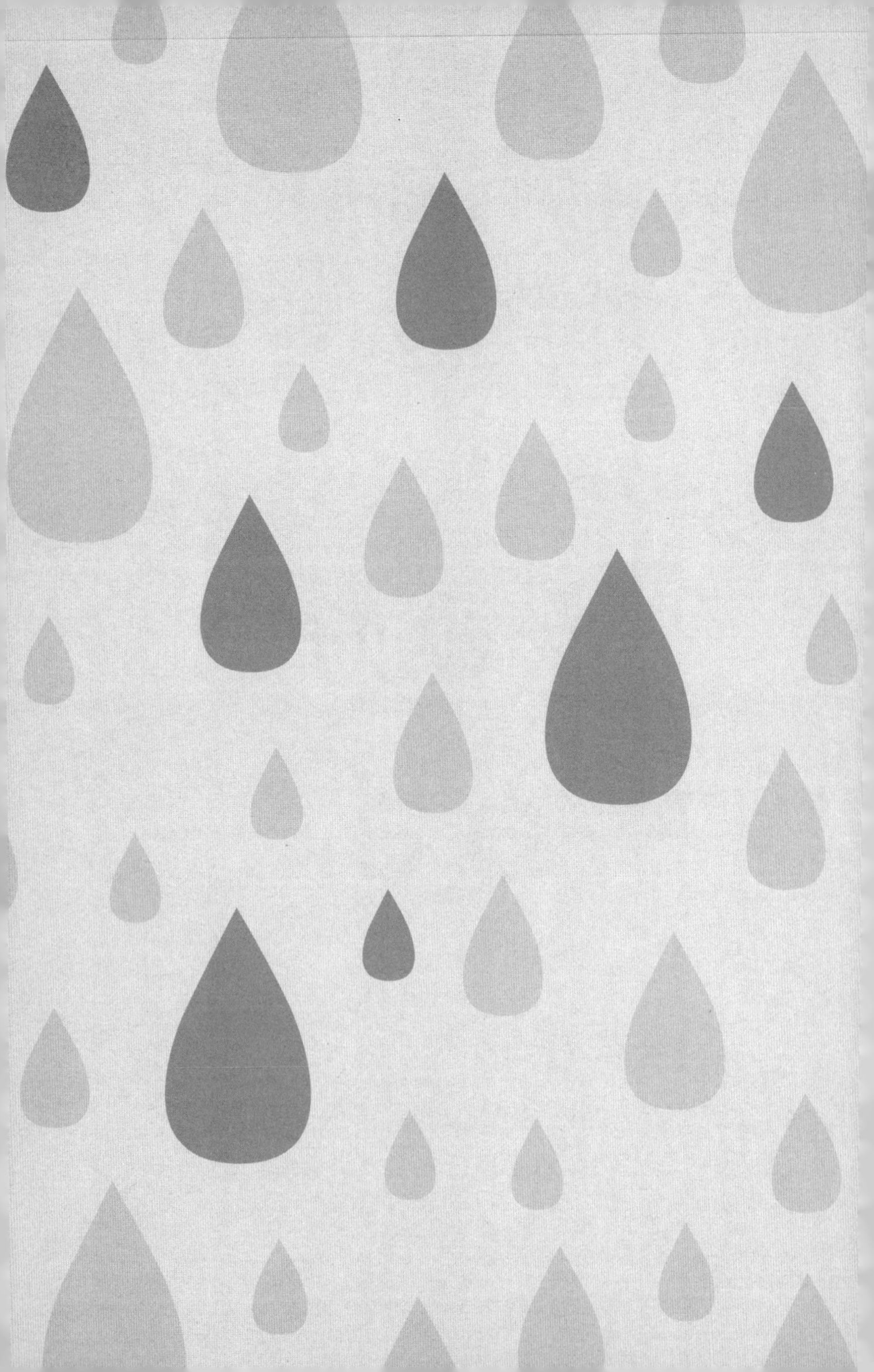

第七章
照顾好你自己

月经是成长的一部分，成长意味着开始学会更好地照顾自己。虽然这是一种全新的、有点令人生畏的感觉，但开始变得独立并负责照顾你自己——从里到外——真的很令人兴奋！这有时也被称为“自爱”。

这本书提供了诸多“自爱”的小点子，从“身体搭档盒”到绘制你的月经周期图，以及了解并庆祝你的初潮。这最后一部分将为你提供更多想法，让你了解如何照顾这位VIP——也就是你！

情绪冲浪

我们来聊聊如何在青春期情绪的起起伏伏中冲浪吧。

就像现实生活中的冲浪一样，这项技能并不容易掌握！我要坦白：我从来没有真正冲浪过，但我知道如果我真的试了，根本无法在冲浪板上站起来。我可能会试一次，就一次，经过三个小时的尝试，我可能会设法保持站立三四秒，然后就摔下去，下巴敲到某个叫布拉德的英俊教练头上，眼泪狂飙，因为真的很疼！！再然后，就会尴尬到社死，从海滩上飞奔而去，觉得穿着潜水服的自己无比愚蠢。

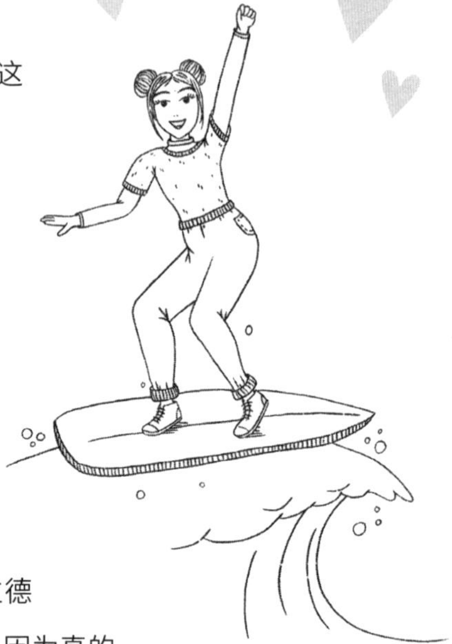

这和青春期的情绪波动有点像，不是吗？我们愿意的话，当然可以聊聊“冲浪”，但大多数时候，这可能感觉更像是在海中挣扎时，海浪横冲直撞从四面八方压向我们。有时会感觉我们根本做不到冲浪，因为我们无法掌控情绪，也永远无法做到循序渐进。

有这种感觉是完全正常的，而且很大程度上归因于——你已经猜到了吧，

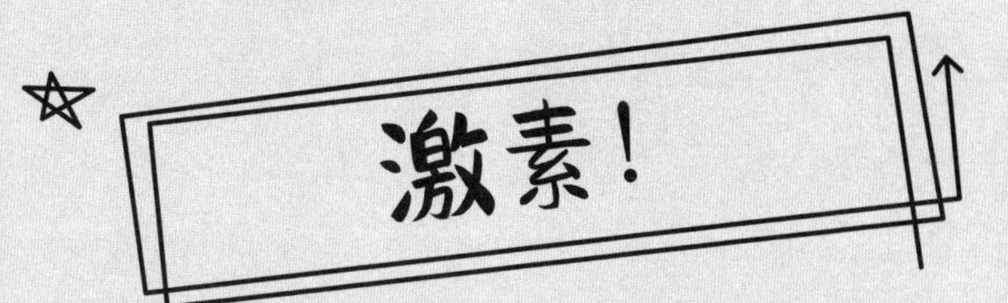

随着你身体经历一系列巨大的变化，身体产生的激素会让你情绪产生非常大的波动，起伏不定！

但是把所有的问题都归咎于激素是不公平的。你之所以会有这种感受的另一原因是成长过程本身所带来的情感变化。你或许明显开始更关注成人世界，例如新闻事件或周围他人的生活及人际关系，有时会因此担心或焦虑。你也在探索自我，而这段寻找自己身份之旅会让人感觉手足无措或疯疯癫癫。

校园生活中，你会发现你的朋友圈也在发生一些变化。当你更关注自己的身份时，你可能会发现你与学校生活早

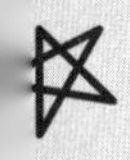

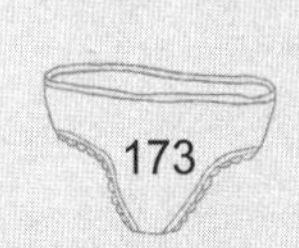

期结识的一些朋友并没有太多共同点。或许还有其他你不理解也无法解释的类似争吵。这种情况可能会让你郁郁寡欢或心绪不宁，因为每个人都在重新调整，试图重掌情绪，重回他们的冲浪板上。

然后，回到家后，你可能发现情绪的波浪冲击更甚。前一分钟你还心静如水，下一分钟你就完全变得

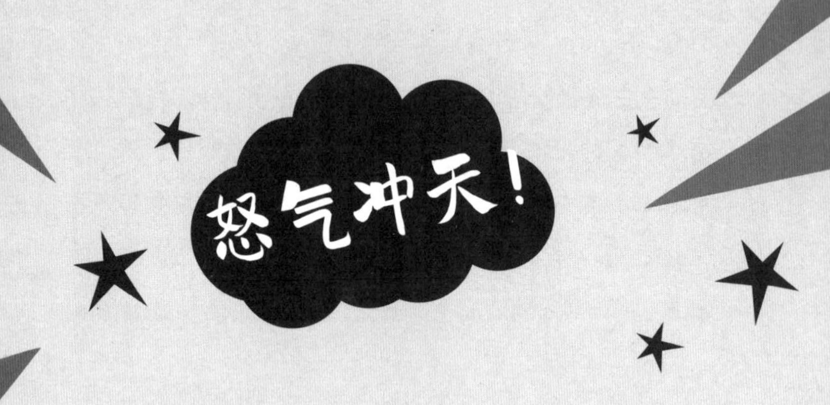

然后，再过了一会儿，你就只想和刚才你对着大喊大叫的那个人依偎着一起看电视。与此同时，他们却认为你应该“早点儿睡”，因为你看上去“有点累了，还有点情绪

化”。这个建议再次点燃了你的怒火，在情绪崩溃中，另一个失控的大浪拍向海滩。

在情绪的大海里沉浮确实很累。但是继续努力，并且记住，你很快就能在海滩咖啡馆里裹着蓬松的毛巾，喝着热巧克力。

与此同时，请记住以下要点：**S.U.R.F（情绪冲浪）**！

S——睡得香香。

我懂我懂，这说起来有点烦人，但如果你能睡个好觉，一切事情似乎都会更好办。睡眠有助于处理情绪和事情，让你的大脑更好地调节控制你的感觉。干净的床单、整洁的房间、夏天的遮光窗帘和睡前一小时不看电子屏幕都能助眠（电子屏幕发出的蓝光会破坏你的睡眠激素！）。当你的身体需要休息时，倾听你身体的需求。

U——拔掉插头。

对啦，就是电子屏幕。我知道，手机平板这些都很有趣，而且有点让人上瘾，但试着每天休息一小段时间，而不是看狗狗的视频。洗个泡泡浴，写写日记，读读书或者做做运动。这些都是犒劳自己、放松自己的好方法。网络世界也会有损心理健康，特别是如果我们花太多时间在网上和他人比较，就会影响自信心。

R——释放感觉。

尽量不要把所有的感觉都藏在心里。相反，你可以找人聊聊，即使只是说“我今天不想讲话，感觉压力有点大”。如果你愿意与父母分享你的感受，那就可以这样做——他们会因为这种交流而感觉很放心，并会给你一个拥抱。如果你没有心情聊天，那就写下你的感受（即使是乱写一通然后扔到垃圾桶里），或者试试涂鸦、绘画或者写故事或诗歌——创意艺术可以让你感觉好很多。

F——吃得饱饱

就像睡眠一样，当你快速成长时，需要大量有营养的食物，或许你知道自己曾经有过“饿怒症”，你就会明白饥饿也会影响你的感觉。健康饮食并不仅指水果和蔬菜，而是饮食均衡——除了每天五份果蔬，别忘了全麦面包、薄脆饼干、意大利面等碳水化合物；以及肉、蛋、鱼、奶酪和坚果这类蛋白质。定时喝水补充水分。避免食用过多含糖饮料及加工食品，但时不时吃点小蛋糕或者小饼干犒劳自己是没问题的——当你学习冲浪时，你会消耗很多能量！

疼痛及其他经期问题

是的，这是事实：月经可能会让人感觉不适、不方便，甚至有点疼，但你或许已经听说过这些了。这不是什么大秘密。不过，有一点很少被提及："疼痛"和"痛苦"之间是有区别的。虽然对我们许多人来说，疼痛可能是月经的一部分，但痛苦则不然，如果你正在因月经而承受痛苦，那么说出来真的很重要。你的月经不应难以承受或痛苦难当，以至于影响你的日常生活、学习功课或享受日常活动的能力。

如果你痛经很严重，或者月经量很多或突然变得比之前多得多，你最好去看一下医生，这样医生可以辨别这是否是由潜在的健康问题引起的症状。其中一种是被称为子宫内膜异位症的疾病，这种疾病非常常见，会导致月经量多且痛经严重，因此务必向你的医生提及这种情况，并要求他们尽其所能排除这种疾病的可能性。

如果你有经期问题，有时医生会给你避孕药。避孕药的研发最初旨在阻止排卵，以防止想要有性生活的女性怀孕。但由于避孕药能停止自然的月经周期，所以有时也会开给年轻女孩用来治疗痛经、月经不规律或月经量多。有些人确实发现避孕药很有用，但务必牢记，如果你的情况是由健康问题（例如子宫内膜异位症）引起的，那么避孕药并不能治愈疾病，它只能消除症状。在服用避孕药帮助解决经期问题之前，最好尝试找出导致症状的原因，看看你和你的医生是否还有其他选择。

还需要注意的是：月经和经期出现问题也表明我们没有很好地照顾自己。所以我们需要进行自我审查。自己睡眠充足吗？吃得好吗？饮食是否均衡？压力大吗？是否担心焦虑？身体活动量够吗？

我们身体其他部位的健康状况也可能会影响经期。有时，身体或心理健康状况也会影响月经，导致停经或痛

经。这就是为什么需要通过充分休息、食用有营养的食物、自我保健和充足睡眠来照顾自己的身心健康。这么做也许无法治愈病情，但也没有什么坏处。

除了痛经之外，还有其他原因可能会让你对月经体验不佳。如果你对此有所担心或需要更多信息，你总是可以与信任的成年人或你的医生交谈。

请记住

- ☑ 经期 ≠ 痛苦！
- ☑ 如果您感到痛苦，请与你信任的成年人交谈并去看医生。
- ☑ 经期问题可能是提醒你需要更好地照顾自己的预警信号。

★ 痛经止痛方法 ★

轻度至中度痛经，可以尝试：

★ 热水瓶或热水袋：依偎在床上或沙发上，把热水瓶或热水袋放在感觉疼痛的地方，可以是小腹或者下背部。

★ 泡澡或淋浴：泡在浴缸里或洗个热水澡都可以让你感觉更舒服。

★ 布洛芬或乙酰氨基酚：如果你感觉非常不舒服，可以告诉大人，让他们给你服用布洛芬或乙酰氨基酚（但阿司匹林不可，因为未满16周岁不能服用此药）。不要被声称针对痛经的止痛药所诱惑——这些药的价格可能比一包标准布洛芬的价格高出大约15倍，但所含的镇痛有效物正是布洛芬——就跟棉条税（见第63页）一样，都是漫天要价！

★ 巧克力：好吧，这个可能只有一点点帮助，因为它能让我们心情变好，但是这值得一试，不是吗？黑巧克力据说特别好，因为它含有镁，可以放松肌肉，缓解绞痛。但如果你更喜欢巧克力脆饼，我肯定不会阻止你的啦。

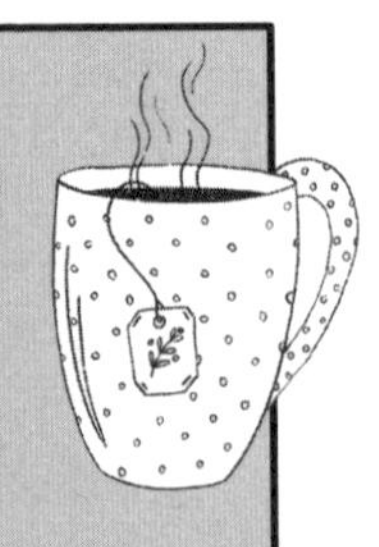

★ 运动或锻炼：步行、跑步、游泳或其他活动方式都有助于缓解痛经，特别是轻度痛经。倾听你的身体，如果身体感觉这些活动是有效的，就去试试吧。

★ 洋甘菊茶：这是一种由洋甘菊花制成的花茶。有些人发现喝洋甘菊茶能缓解痛经，特别是如果在经期开始前饮用的话。人们认为这种茶之所以有用是因为里面含有甘氨酸，可以缓解肌肉紧张。作为替代方案，还可以在热水里加入少量磨碎的生姜——这也有帮助。你还可以添加柠檬片，获得更美味的组合！

如果你痛经非常严重，以上疗法都没有帮助的话，一定不要忍受这种情况，可以与你信任的成年人谈谈去看医生。当然，确保你饮食新鲜、健康且营养丰富，经常喝水，规律运动和锻炼，并且能及时放松并照顾好自己，因为这些都会影响你的周期！

倾听你的身体——信任你的身体——关爱你的身体

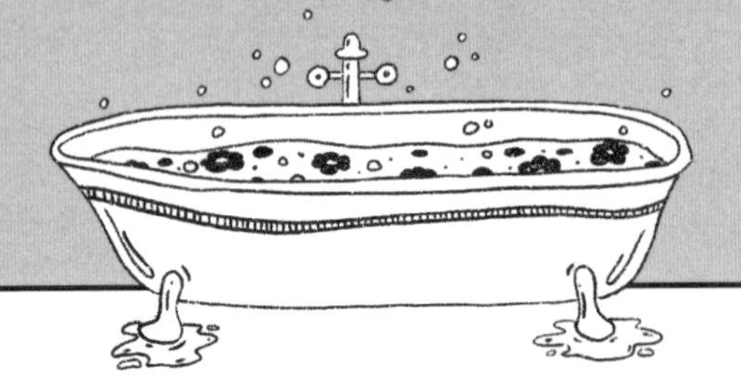

★ 保持身体清洁舒爽 ★

哎呀，你观察过和护垫棉条放一排的其他产品吗？一瓶瓶一包包的洗液、粉末、凝胶、湿巾等，这些产品包装上通常有“私密”这个词，或者写明是给“女性部位”用的。

令人震惊的时刻到了：这些产品大可不必。你甚至不需要用肥皂来清洁你的“女性部位”——必须假设这是指阴道和外阴——尽管可能出于某种原因，这些产品都羞于使用正确的名称！

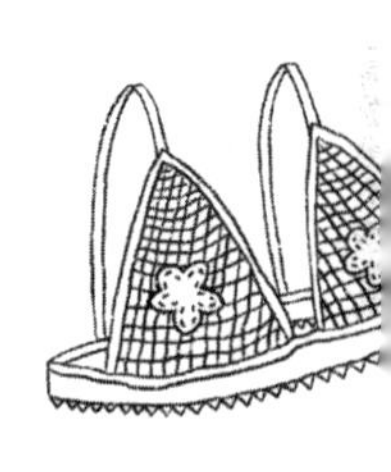

你的阴道能自我清洁！

没错，你的阴道不需要使用任何肥皂，它天生就具有自我清洁的能力。阴道在自身“有益菌群”的帮助下完成自洁，并利用阴道分泌物进行“冲洗”以保持平衡和健康。如果你用肥皂清洗阴道——即使这块肥皂有一个非常花哨好听的名字如“芳香女性私密清新凝胶”，它仍然是肥皂——如果使用了，就有可能破坏阴道中的化学平衡。这事实上有损阴道健康，甚至会引发瘙痒、红肿或感染等问题。

你的外阴只需要用水清洗！

外阴确实需要清洁（外阴在外面，阴道在里面，详见第 31 页）。但你只需要用水清洁，可以是泡澡时，或者淋浴时冲洗双腿间的这一部位。你不需要使用毛巾、海绵或者刷子之类的东西，只需要用手清洁就可以了。来月经时，你可能需要更频繁地清洁外阴，特别是如果使用的是外用的经期用品时，例如护垫。

你并不会变得臭臭的！

好吧，事实上，这并不完全正确——如果我们不清洗的话，每个人都会变臭，不管男女老少，有没有月经，是否排卵或者其他情况，都是一样的！我的意思是，作为一个女孩，在经期或在周期中的任何时刻都不会让你变臭。你并不需要使用特殊的“女孩香皂”。当阴道和外阴保持清新、健康且洁净时，闻起来和大多数其他人并没有什么不同。它们闻起来不会是玫瑰味、薰

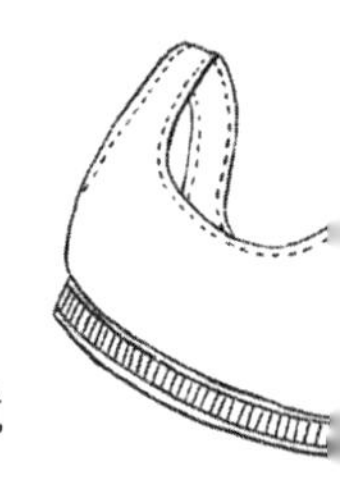

衣草味或者“芳香女性私密清新”味，因为它们本来就不是这样的。它们闻起来就应该像阴道和外阴。

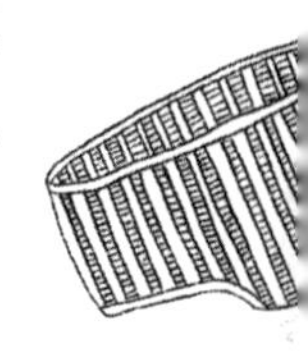

随着成长，你会发现自己比小时候出汗更多，阴道分泌物也更多，当然，不久之后你就会开始来月经。出于这些原因，定期清洗、淋浴或洗澡并更换衣物是有必要的——最好是每天或隔天洗一次。这么做你身上就不会臭臭的！是吧，这样需要担心的事情就又少了一件。

嘘……你知道上完厕所擦屁屁的时候，应该总是尝试“从前往后”擦吗？这个意思是你应该始终非常小心，不要让任何便便或细菌从肛门进入或落到阴道及尿道。只要牢记这一点，实际怎么擦就取决于你了。哦，对了，别忘了洗手！

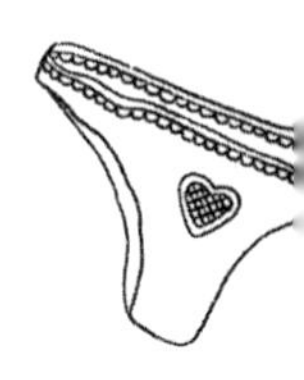

处理侧漏

侧漏情况1：床单

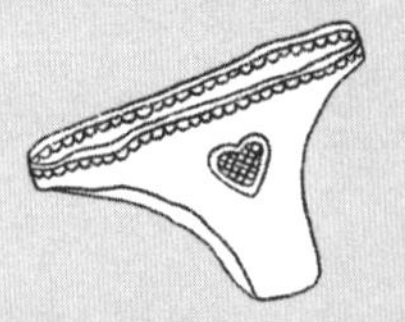

如果月经在晚上意外来临，或者你用的护垫、棉条或其他产品侧漏了，那么你可能会在醒来时发现床单上有一点血。如果发生了这种情况，不必担心，这是完全正常的，而且几乎可以肯定，大多数生活在这个星球上的女孩和女性都遇到过这种情况。你当然可以向大人求助，但如果你想得到表扬的话，也可以试试这些方法来自己解决问题。当然，你可能已经知道如何做到这一点了，那就太棒了，但如果你还不知道，可以看看这些基础知识。

☑ 尽快取下床单，用冷水冲洗污渍。把睡衣、睡袍或内衣也用冷水冲洗，然后按照你马上要读到的第196—199页上的其他去除污渍的方法进行操作。

- [x] 如果经血漏到了床单上，你可以只取下床单，但也可以趁此机会更换被套和枕套，这样下次睡觉就能感到舒适又愉悦。

- [x] 如果经血已经渗到床垫上了，你可以尝试用湿毛巾把这块地方弄湿，然后用厨房纸或干毛巾吸干水分。确保不要把床垫搞太湿，之后让它彻底风干。如果你还没有床垫保护套，可以和大人讨论一下去买一个，放在床单下，就能避免将来发生类似情况。

- [x] 你尽力处理完污渍后，找个大人帮助你把床单放入洗衣机内。

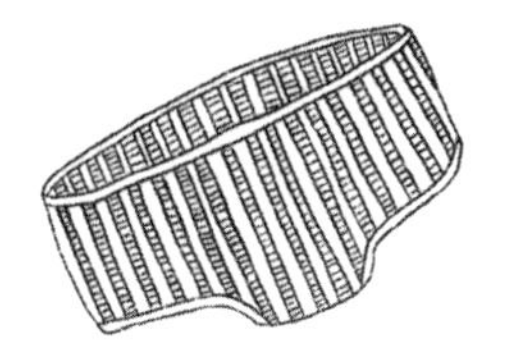

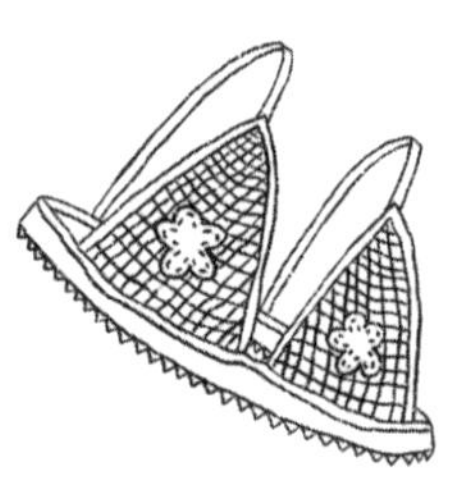

☑ 把家里搜寻一遍，找到一些干净的床单。最下面一层的床单不太难铺——大多数床单都是“量身定制”的，只需要在床垫上拉伸，四个角都塞进床垫下面就可以。枕套也是小事一桩。但是被套，哇！这小东西可是相当麻烦！我告诉你，即使是成年人在套被套的时候也会困难重重，而且常常无法就套被套的最佳方法达成一致，往往会导致被子在被套里挤作一团，无意间弄得像被套里躲了个鬼怪一样！如果发生了这种情况，找个大人展示一下他们最喜欢的套被套方法吧，然后继续练习！

如果你能轻松套上被套，那么恭喜你，人们普遍认为这比脑部手术和火箭科学还要难。

★ 你知道吗？★

盆栽植物喜欢经血

*显然……有传言说……*如果你把用过的护垫浸在水里，你可以用这个水给你的室内植物浇水！或者，如果你使用月经杯，你可以把收集到的经血与约十倍经血量的水混合。据说这是有效的，因为经血中含有氮、磷和钾等化学物质——都是重要的植物营养素！在尝试这么做之前，你可能想和大人先聊聊这个想法，因为他们可能不希望经血溅到新沙发上。你还需要注意他们可能会觉得这个主意有点……奇怪或者有点恶心。你可以向他们解释说这么做是因为我们知道经血虽然有一点点恶心，但它和任何园艺中心能买到的含有血液成分的肥料没有任何不同。如果大人们还是强烈反对这么做，你可以先保留这个主意，等大一点有了自己的房子及室内植物的时候再去尝试。

侧漏情况 2：公共场所

我们都知道月经是值得自豪的，但与此同时，如果在公共场合发生了侧漏，你还是会感到尴尬。所以，哎呀，如果月经在你最不希望它出现的时候来了，或者你量太多护垫无法全部吸收，然后你衣服上出现了一块红色的污渍，你超级超级在意这个，在这种情况下，你应该怎么做呢？以下是处理公共场所发生侧漏时的一些首要建议。

☑ 侧漏时有发生，并且每个有月经的人都会遇到！在公共场所发生这种情况确实很棘手，你会感到很尴尬，但记住绝对不是你一个人。事实上，你可以想象一下你最喜欢的女明星也遇到了侧漏的情况——你绝对可以确定她在某个时刻遇到过这种事——你就会发现月经并不是什么羞于启齿的事情。

☑ 未雨绸缪。如果你知道月经即将临近，或者你正处于头一两天量最多的日子，将备用内裤 / 短裤和紧身裤卷起来放在包里，并穿一条月经裤或者准备适合量多用的护垫，再穿着深色衣裤，这样侧漏不会那么明显！量多时还可以同时使用棉条和护垫做双重保障，并定时检查是否需要更换。

- ☑ 巧用套衫。如果发生了侧漏，你可以完全不感到尴尬。但如果你确实有点尴尬，你可以在去厕所的路上把套衫系在腰上，这样就能挡住弄脏的地方了。没有套衫？那么试试用包、夹克衫、杂志或者课本来遮一下。如果你穿的是裙子，你可以把有血迹的部位转到前面，这样更容易遮住；或者如果你穿衬衫，你就可以把衬衫拉出来，让下摆垂下来盖住弄脏的地方。

- ☑ 寻求帮助！只要你让信任的朋友或大人知道发生了什么，他们一定会帮助你的！如果你必须沿着学校走廊

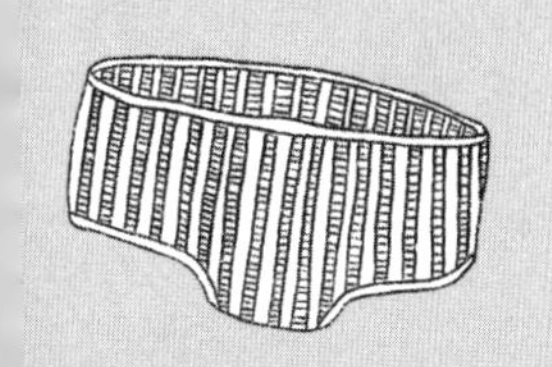

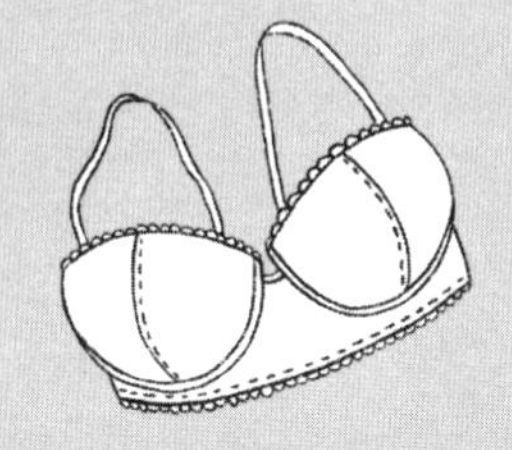

走一趟，你可以让他们走在你后面，这样别人就看不到弄脏的地方了。他们也可以借你护垫或者替换的衣服，或帮助你用冷水冲洗污渍。如果你没有备用衣服，公共厕所里的干手器可以在冲洗后烘干衣服。

保持幽默！

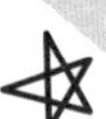

侧漏确实麻烦，但总有一天你会发现这个故事中有趣的一面，并且能一笑置之。你今天就是这个俱乐部的正式一员了，每个女孩或成年女性都会在生命中的某个时刻加入这里，这就是公共场所侧漏协会！

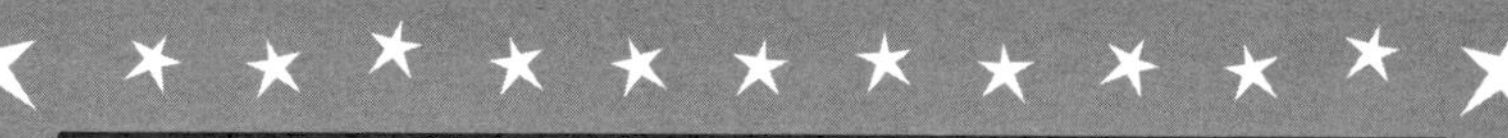

经期巨星!

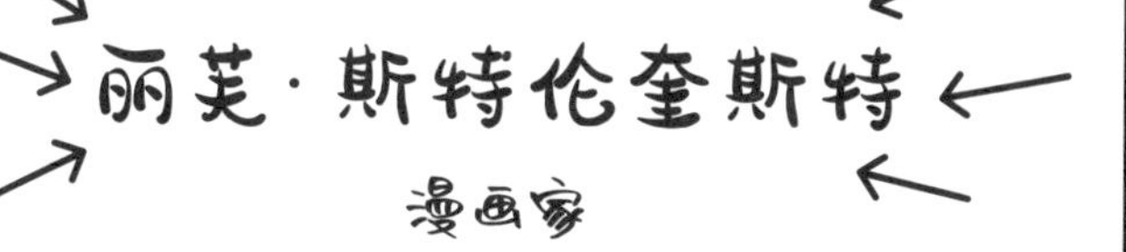

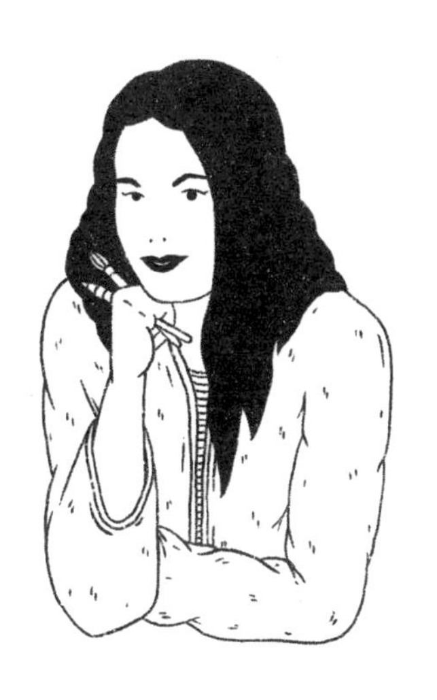

丽芙·斯特伦奎斯特出生于瑞典，如今住在一个叫马尔默的大城市。她五岁时就开始创作自己的漫画了！她 20 多岁时和凯拉·昆特一样（见第 17—18 页），开始制作粉丝杂志，这使得她卓越的作品得以发表在其他杂志和漫画上。

但在 2017 年，丽芙创作了一些真正令人震惊的艺术作品。她创作了一系列绘画作品，在瑞典首都斯德哥尔摩的地铁画廊展出，有些图片展示了来月经的女性形象。其中一幅是一位身着芭蕾舞短裙、脚踩滑冰鞋的女性黑白照片，她的紧身连衣裤上有鲜红色痕迹，显示月经侧漏了。虽然有些人非常喜欢这些照片，但也有不少人对此颇有怨言。

有人说他们是和孙女一起去地铁站的，看到图片后受到了惊吓，还不得不对小女孩解释为什么舞者的腿间有血迹。但丽芙 · 斯特伦奎斯特对此有不同看法：“对我来说，这是向他们孙女解释月经的好时机，可以说，‘你也会遇到这样的情况，这很正常，这就是物种生存的方式。’”

丽芙 · 斯特伦奎斯特并不是唯一以月经为主题进行艺术创作的人。其他女性，诸如露比 · 考尔

（见第 200—202 页），利用创造力来尝试探索来月经的感觉或讨论人们对月经的感受。美国艺术家朱迪 · 芝加哥在二十世纪 70 年代创作了几项有关月经的艺术作品，其中一幅是一位妇女取下棉条的照片，引起了巨大的轰动。而最近，珍 · 刘易斯拍摄了一系列经血滴入水中的照片，取名为“血之美”，以此表明月经并不恶心或羞耻。

和月经相关的艺术作品也被称为“Menstrala”（月经艺术）。如果你想要创作月经艺术，你会创作什么作品？想要传递什么样的信息呢？

小建议

千万不要在经期穿你最好或最新的短裤！留着其他时候穿吧，经期就选择一些舒适的棉质“经期专用短裤”，出现侧漏你也不会介意。在预计月经即将到来的白天和晚上，你也可以穿上“经期专用短裤”并垫上护垫——这样你就不必害怕月经突如其来，弄脏新买的白色紧身裤。

✦ 侧漏情况3：衣服、床单及护垫

月经有时就是个讨厌鬼。它不会在你预想的日子如期而至，却偏偏等到你换上最最喜欢的内裤后突然到来，一来就量最最大。或者它们会在夜晚来临后偷偷摸摸出现，悄悄漏几滴在你刚洗好的白色床单或你最喜欢的睡衣上。当然，如果你决定使用可重复利用护垫，那你会实实在在地搞得护垫上到处都是经血，那护垫上的超酷图案可是你花了巨长时间精心挑选的啊！无论是以上何种情况，你都需要知道如何去除织物上的血迹，可以参考如下建议：

- **冷水法：**尽快用冷水冲洗衣物。切勿使用温水或热水，因为这会将污渍锁在织物里，更难清洗！如果你太忙了，没时间彻底洗净，可以把衣物浸泡在冷水里。

- **如果时间充裕：**你可以在冷水下冲洗揉搓衣物后，把肥皂或洗衣液抹到污渍上，然后冲洗。重复几次，看看污渍是否消失。

- **还在看吗？**试试这些天然去污的方法吧。（请记住，这些都只适用于浅色或白色衣物。如果使用在深色织物上，要小心，因为可能会带走一些织物本身的颜色。）请找个大人帮助你一起弄。

小苏打法

将少量发酵粉与水混合制成稠稠的糊状物，再将其抹在污渍上。然后至少停留30分钟，如果你时间充裕的话，也可以放过夜，但不要超过一晚上，然后将衣服和要在洗衣机里正常洗涤的其他衣物放一起清洗。

食盐法

用少许水将普通的食盐擦到污渍上会起作用。

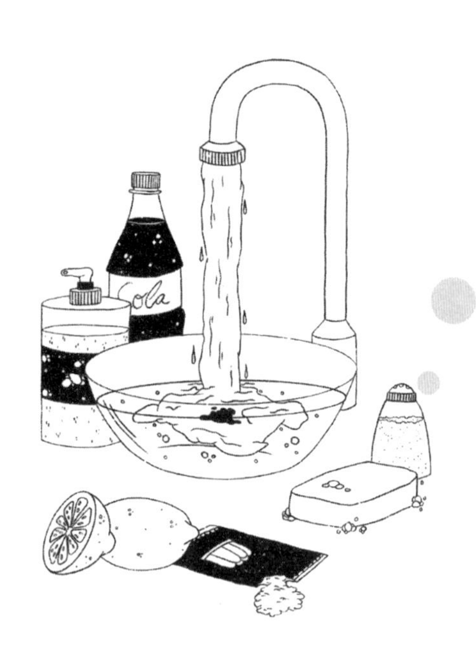

柠檬汁法

单独使用柠檬汁或者与食盐或小苏打混合使用。然后抹在污渍上停留5分钟。

可乐法

真的管用！将污渍浸泡在可乐中一两个小时，或者直到你看到污渍消失。然后像往常一样清洗衣物。

口水法

这听上去有点奇怪，但面对现实吧，无论你身处何处，你永远都能搞到这个方便的东西！人的唾液里含有一种叫作酶的物质，能很好地分解污渍。当然，没必要去舔！你只需要弄一些口水在纸巾上，然后轻拍在污渍上，或者……直接吐在上面也不是不行！

如果以上方法都不起作用，你或许可以问问大人是否能搞到去污剂，特别是去除血渍的，并帮助你按照说明进行操作。

身体搭档盒

获得称赞

当大家都需要增强信心时，就可以与朋友一起玩这个游戏。其中一个人作为获得称赞者。其他人在房间里走动，轮流给出称赞——告诉被称赞者一些他们欣赏或者觉得很棒的优点。规则是称赞的内容不允许和外貌相关。思考一下，你可以说“你是一个很好的倾听者”，而不是“你有一件漂亮的T恤”。

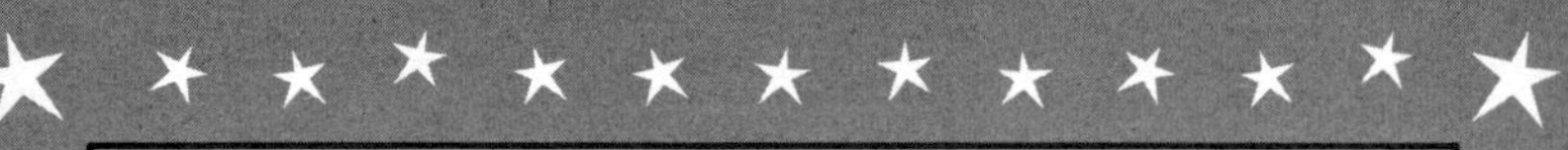

经期巨星!

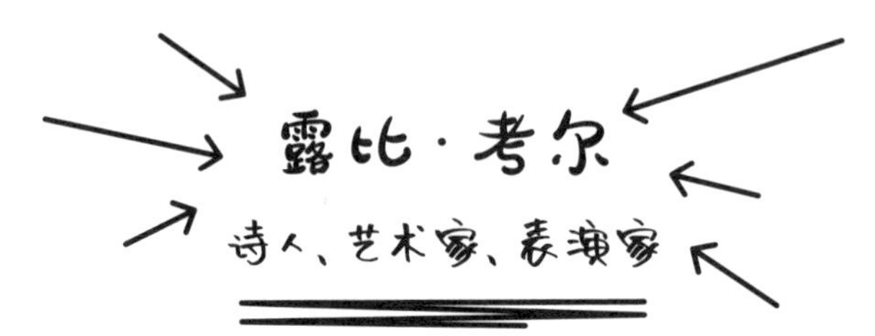

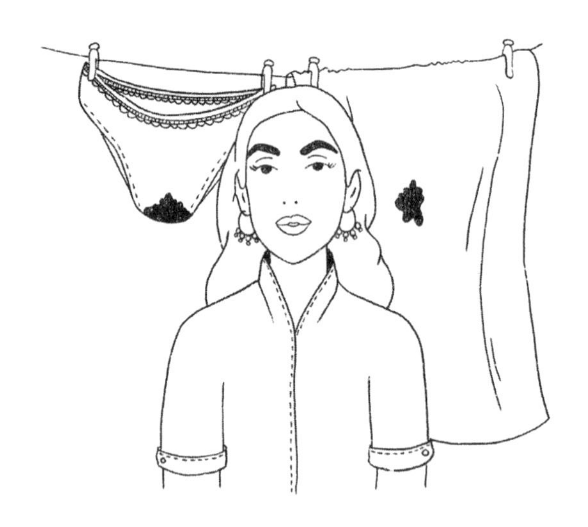

露比·考尔 1992 年出生于印度，四岁时移居加拿大。她撰写诗歌并配上简单而美丽的插图，在 Instagram 上与她的 400 万名粉丝分享。她出版的诗集已售出超过 800 万册，并被翻译成超过 42 种语言。令人瞩目！

露比 · 考尔的诗歌和艺术主题通常为生而为人的体验，以及女性和女孩如何对自己及自己的身体保有信心。她经常在自己的社交媒体账户上分享关于身为女孩或女性的积极信息。在 2015 年，她决定用摄影来探索月经相关的禁忌话题。

她上传了一张自己躺在床上的照片，衣着整齐，床单和睡衣背面都有一点血迹。她本来没有预料到这会引起巨大反响，但这张图片很快就被 Instagram 撤下了，Instagram 表示这违反了他们的用户指南。露比·考尔再次发布了这张图片作为回应，正是她的再次发布引起了全世界的关注，导致这张图片和故事在网上疯传。

她解释说，女性每个月月经出血是一个自然过程，正是这一过程才使得人类得以延续（无论女性是否选择要孩子）。露比·考尔的回应强调，将月经视为恶心或违反自然的现象很常见，这与月经的美丽和力量完全背道而驰。

露比·考尔还指出，Instagram 已经证明了她的观点——对经血的厌恶与她的照片试图挑战的完全一致。Instagram 随后向她道歉并恢复了图片。但与此同时，露比开启了一场关于月经羞辱的全新对话，并在此过程中打破了一些禁忌。

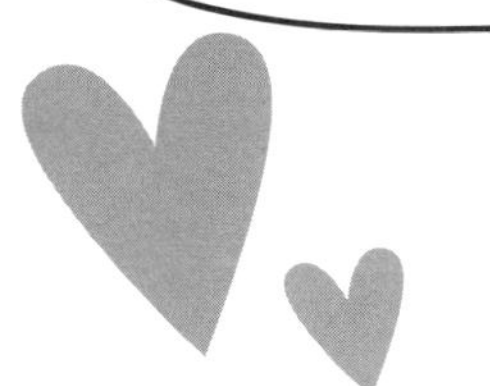

★ 月经力量！★

我希望这本书能让你思考你的女性身体是多么不可思议。

希望你现在认为来月经真的很酷。

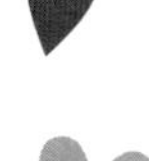

希望你对自己的月经感到骄傲或兴奋。

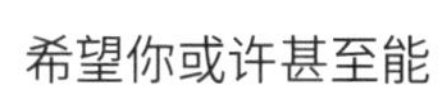

希望你或许甚至能

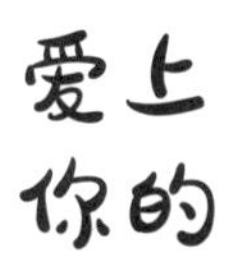

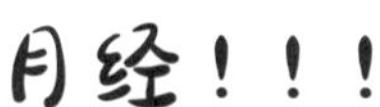

爱上你的月经！！！

确实，有时我们可能会对必须处理的一些女性专属麻烦事儿感到有些厌烦——特别是在参加最酷派对的那天迎来量最多、最痛的月经。

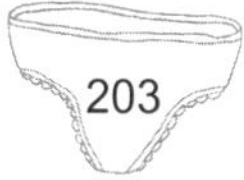

然后是腹胀、头痛、斑点爆发，污渍弄到了我们

最喜欢的内裤上！！

但是等一下！我们真的想一辈子都对这个每月一次的事情感到厌烦吗，不管我们是不是喜欢它，它都要来啊？

与其对月经消极以待，不如花时间更好地了解我们的身体，更理解它并爱上它所能起的作用。月经周期的神奇之处在于它实际上可以成为你的朋友，在每个周期的不同阶段为你提供不同的优势和能力，甚至让你知道何时需要放慢脚步并照顾好自己！

你的身体能力卓越。月经以及随之而来的一切，意味

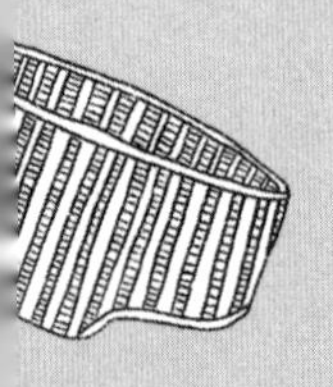

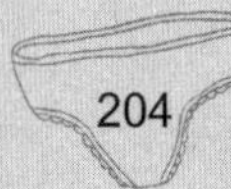

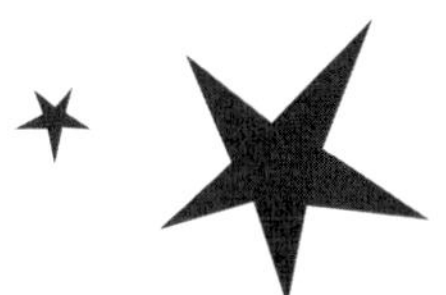

着当你长大后，你甚至可以用你的身体创造、生育并喂养一个全新的人。能够创造人类这一定是一种超能力吧!

另一方面，你可能永远不想生孩子，这也没关系。我们都会对如何对待自己的身体和生活做出不同的选择。你的生活不只有月经——远远不止。

我好奇你将如何度过美好的人生，好奇你将经历哪些惊人的冒险旅程。也许你会像本书中提到的一些经期巨星一样成为变革者?也许你会远行，见证不可思议的奇迹?也许你会创造出新的发现发明，抑或许在对的时间出现在真正需要你的人面前。

我希望你一路走来能拥有美好的友谊,时时开怀大笑。你甚至可能会发现其中的一些欢笑来自经历月经周期时与其他女孩的团结一致，无论是在厕所里与刚借给你棉条救你于水火的新朋友一起咯咯傻笑，还是和与你一样刚来月经第一天的好朋友一起享受电影之夜，此时你需要一个真正懂你的朋友带来的慰藉。

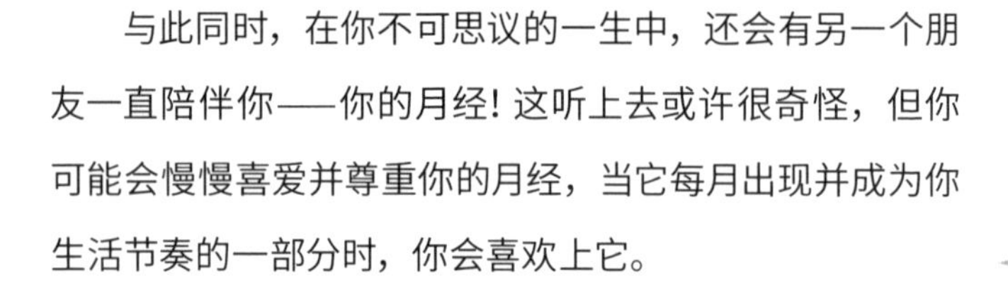

与此同时，在你不可思议的一生中，还会有另一个朋友一直陪伴你——你的月经！这听上去或许很奇怪，但你可能会慢慢喜爱并尊重你的月经，当它每月出现并成为你生活节奏的一部分时，你会喜欢上它。

月经只是身为女性的部分体验，而身为女性也只是生而为人的部分体验，这些体验实际上都很有趣。我问我10 岁的女儿，在这本书最后应该写点什么，她说“祝她们生日快乐”（她有点傻傻的——但傻得可爱）。事实上，我希望读到这儿的你，拥有快乐的生日，很多时候，都能举办最棒的派对，有最好的朋友大声对你唱生日歌，再一起吃最大的蛋糕。我希望你拥有快乐的月经，从初潮到最后神奇的绝经都能愉快度过。我希望你一生都对自己的身体始终抱有热爱和自豪，爱它所有智慧的小妙招及产生的卵子，爱那些大脑构建的绝妙创意和奇思妙想。最重要的是，我希望你永远记得倾听你的身体，信任你的身体，关爱你的身体，日复一日，逐渐成长为你天生注定的那个人，就如你现在一样完美，但也时时经历变化，常变常新——

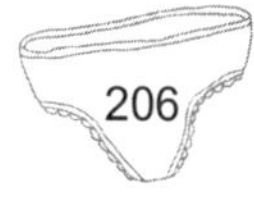

才华横溢、出类拔萃、
卓尔不群

这就是你。

图书在版编目（C I P）数据

女孩身体书：给九岁以上女孩的一站式月经指南 /
(英) 米利 · 希尔著 ; (德) 莎拉 · 艾希特绘 ; 赵静译
. -- 北京 : 北京联合出版公司, 2022.8 (2024.8重印)
ISBN 978-7-5596-6232-3

Ⅰ. ①女... Ⅱ. ①米... ②莎... ③赵... Ⅲ. ①月经－
保健－指南 Ⅳ. ①R711.510.1-62

中国版本图书馆CIP数据核字(2022)第114370号

My Period
Text© Milli Hill, 2021
Illustration© Sarah Eichert, 2021
First published in Great Britain in 2021 by Wren & Rook
Simplified Chinese rights arranged through CA-LINK International LLC (www.ca-link.cn)

女孩身体书：给九岁以上女孩的一站式月经指南

作　　者：[英]米利·希尔
绘　　者：[德]莎拉·艾希特
译　　者：赵　静
出 品 人：赵红仕
策划监制：王晨曦
责任编辑：王　巍
特约编辑：陈艺端
营销支持：蔡丽娟
内文排版：陈雪莲

北京联合出版公司出版
（北京市西城区德外大83号楼9层　100088）
北京联合天畅文化传播公司发行
上海盛通时代印刷有限公司印刷　新华书店经销
字数94千字　889毫米×1194毫米　1/32　6.5印张
2022年8月第1版　2024年8月第4次印刷
ISBN　978-7-5596-6232-3
定价：49.00 元

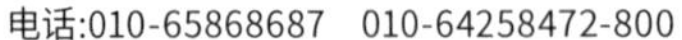
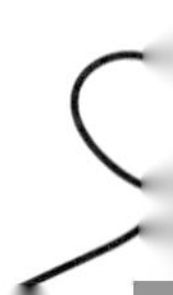